全国卫生产业企业管理协会治未病分会
中国民族医药学会医史文化分会　联合组织编写
中关村炎黄中医药科技创新联盟

话说国医

辽宁卷

丛书总主编　温长路
本 书 主 编　赵鸿君
　　　　　　张存悌
副 主 编　尚　冰
　　　　　吕　凌

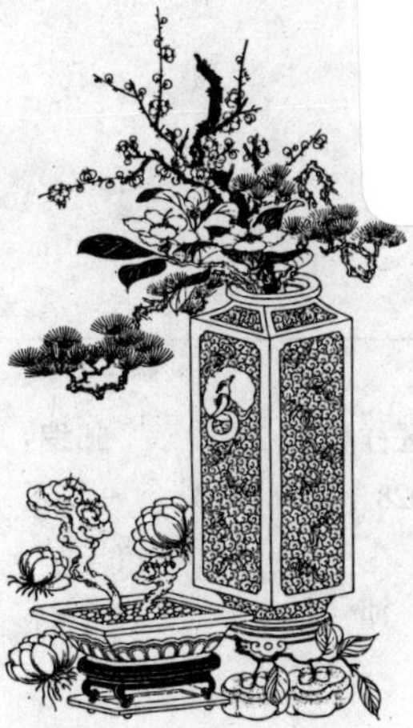

河南科学技术出版社
·郑州·

图书在版编目（CIP）数据

话说国医．辽宁卷/赵鸿军，张存悌主编．—郑州：河南科学技术出版社，2017.1（2023.3 重印）

ISBN 978-7-5349-8019-0

Ⅰ.①话… Ⅱ.①赵…②张… Ⅲ.①中医学-医学史-辽宁省 Ⅳ.①R-092

中国版本图书馆 CIP 数据核字（2015）第 260051 号

出版发行：河南科学技术出版社
地址：郑州市郑东新区祥盛街 27 号　　邮编：450016
电话：（0371）65737028　65788613
网址：www.hnstp.cn
策划编辑：马艳茹　高　杨　吴　沛
责任编辑：李　伟
责任校对：李振方
封面设计：张　伟
版式设计：王　歌
责任印制：张　巍
印　　刷：三河市同力彩印有限公司
经　　销：全国新华书店
幅面尺寸：185 mm×260 mm　　印张：11　　字数：157 千字
版　　次：2023 年 3 月第 3 次印刷
定　　价：138.00 元

总　序

国医，是人们对传统中国医学的一种称谓，包括以汉民族为主体传播的中医学和以其他各不同民族为主体传播的民族医学，与现代习惯上的“中医学”称谓具有相同的意义。她伴随着数千年来人们生存、生活、生命的全过程，在实践中历练、积累，在丰富中沉淀、完善，逐渐形成了具有中国哲学理念、文化元素、科学内涵的，在世界传统医学领域内独树一帜的理论体系，为中华民族乃至全世界人民的健康做出了重大贡献。

中医具有鲜明的民族特征和地域特色，以其独特的方式生动展示着以中国为代表的、包括周边一些地区在内的东方文化的历史变迁、风土人情、生活方式、行为规范、思维艺术和价值观念等，成为中国优秀传统文化的有机组成部分和杰出代表，从一个侧面构建和传承了悠久、厚重的中国传统文化。自岐黄论道、神农尝百草、伏羲制九针开始，她一路走来，“如切如磋，如琢如磨”（《诗经·国风·卫风》），经过千锤百炼，逐渐形成了包括养生文化、诊疗文化、本草文化等在内的完整的生命科学体系，也是迄今世界上唯一能够存续数千年而不竭的生生不息的医学宝藏。

中国幅员辽阔，在不同的区域内，无论是地貌、气候还是人文、风情，都存在着较大差异。因此，在长期发展过程中也形成了具有相同主旨而又具不同特质的中医药文化。其方法的多样性、内容的复杂性、操作的灵活性，都是其他学科不可比拟也不能替代的。在世人逐渐把目光聚焦于中国文化的今天，国学之风热遍全球。国学的核心理念，不仅存在于经典的字句之中，重要的是蕴结于中国人铮铮向上的精神之中。这种“向上之气来自信仰，对文化的信仰，对人性的信赖”（庄世焘《坐在人生的边上——杨绛先生百岁答问》），是对文化传统的认知和共鸣。“文化传统，可分为大传统和小传统。所谓大传统，是指那些与国家的政治发展有关的文化内容，比如中国汉代以后的五行学说，就属于大传统。”（李河《黄帝文化莫成村办旅游》）无疑，中医是属于大传统范畴的。中国文化要全面复兴，就不能不问道于中医，不能失却对中医的信仰。要准确地把握中医药文化的罗盘，有必要对中医学孕育、形成、发展的全过程进行一次系统的梳理和总结，以从不同的地域、不同的视角、不同的画面全方位地展示中医学的深邃内涵和学术精华，为中医学的可持续发展，特别是众多学术流派的研究提供更多可信、可靠、可用的证据，为促进世界各国人民对中医更深层次的了解、认同和接受，为文化强国、富国战略的实施和中医走向世界做出更大的贡献。如此，就有了这个组织编撰大型中医药文化丛书《话说国医》的想法和策划，有了这个牵动全国中医学术界众多学者参与和未来可能影响全国众多读者眼球的举动。

《话说国医》丛书，以省（直辖市、自治区）为单位，每省（直辖市、自治区）自成一卷，分批、分期，陆续推出。丛书分则可审视多区域内的中医步履，合则能鸟瞰全国中医学之概观。按照几经论证、修改、完善过的统一范式组织编写。丛书的每卷分为以下四个部分：

第一部分——长河掠影。讲述中医从数千年的历史中走来，如何顺利穿越历史的隧道，贯通历史与现实连接的链条，是每卷的开山之篇。本篇从大中医概念入手，着眼于对各省（直辖市、自治区）与中医药发展重大历史事件关系的描述，既浓彩重笔集中刻画中医药在各地的发展状况和沧桑变迁的事实，又画龙点睛重点勾勒出中医学发展与各地政治、经济、文化的多重联系。在强调突出鲜明思想性的原则下，抓住要领、理出线条、总结规律、突出特色，纵横历史长河，概说中医源流，彰显中医药文化布散于各地的亮点。

第二部分——历史人物。该部分是对各地有代表性的中医药历史人物的褒奖之篇。除简要介绍他们的生卒年代、学术履历、社会交往等一般项目外，重点描述他们的学术思想、学术成就和社会影响。坚持按照史学家的原则，实事求是，秉笔直书，不盲目夸大，也不妄自菲薄，同时跳出史学家的叙述方式，用文学的手法将人物写活，把故事讲生动。其中也收入了一些有根据的逸闻趣事，并配合相关图片，以增加作品的趣味性和可读性，拉近古代医家与现代读者的距离。

第三部分——往事如碑。该部分表现的主题是在中国医学史上值得记上一笔的重大事件：第一，突出表现自然灾害、战争、突发疫病等与中医药的关系及其对医学发展的客观作用；第二，重点反映中医地域特色、不同时期的学术流派、药材种植技术与道地药材的形成等对中医药理论与实践传承的影响；第三，认真总结中医药在各个历史时期对政治、经济、文化生活等产生的积极作用。以充分的史料为依据，把中医药放到自然的大环境、社会的大背景下去考量，以充分显示她的普适性和人民性。

第四部分——百年沉浮。即对1840年以来中医药发展概况的回顾和陈述，特别关注在医学史上研究相对比较薄弱的民国时期中医药的发展状况，包括中医的存废之争、西学东渐对中医的挑战和影响，以及新中国成立、中医春天到来后中医药快速发展的情况和学术成就等。梁启超说：“凡在社会秩序安宁、物力丰盛的时候，学问都从分析整理一路发展。”（《中国近三百年学术史》）通过对不同阶段主要历史事实的综合和比对，借镜鉴、辨是非、放视野、明目标，以利于中医未来美好篇章的谱写。

作为中医药文化丛书，《话说国医》致力于处理好指导思想一元化与文化形式多样性的关系。在写作风格上，坚持以中医科学性、思想性、知识性为导向，同时注重在文化性、趣味性、可读性上下功夫，以深入浅出的解读、趣味横生的故事、清晰流畅的阐释，图文并举，文表相间，全方位勾画出一幅中医学伟大、宏观、细腻、实用的全景式长卷。参加本书编纂的人员，都是从全国各地遴选出的中医药文化研究领域内的中青年中医药学者，他们头脑清、思维新、学识广、笔头快，在业内和社会上有较大影响和较高声誉，相信由他们组成的这支队伍共同驾驭下的这艘中医药文化航母，一定会破浪远航，受到广大读者的支持和欢迎！

丛书在全国大部分省、市、自治区全面开始运作之际，写上这些话，也算与编者、作者的一种交流，以期在编写过程中能对明晰主旨、统一认识、规范程序起到些许作用；待付梓之时，就权作为序吧！

温长路

2012 年 12 月于北京

目　录

长河掠影

辽宁医学概述/2
　辽宁的地理位置/2
　辽宁的行政区划/2
　辽宁医学发展缓慢/2
　辽宁医家组成/3
　学术研究/4
清以前的医事活动及医疗机构/6
　医家医术/6
　设置医院/7
　医籍/7
清至民国时期/9
　卫生行政机构/9
　医疗机构/11
　民间行医方式/12
　第一次国际鼠疫会议在奉天召开/13
　中医参与疫病治疗/16
　中医教育的发展/17
　医籍/35
　药铺、药店及自制药/59
　中药集散地——营口/61

历史人物 64

直鲁古/65
义宗倍/65
耶律达鲁/65
耶律达勒达/66
耶律庶成/66
张子厚/67
张玄素/67
耶律楚材/67
觉罗伊桑阿/67
李振翮/68
孙冯翼/68
曹寅/68
年希尧/69
鲁瑞/70
墨尔根绰尔济/70
王思泰/71
庆恕/72
王安/72
张奎彬/73
徐廷祚/74
王有台/74
景仰山/75
张锡纯/78
高愈明/80
胡万魁/81
于德霖/82
王有声/83
牟世珍 /83
王永江/83
高振铎/84
刘景素/85
孙耀庭/86
金子明/87
王品三/88
王薄泽/89
王心一/90
孙华山/90
马二琴/92
古纳巴陀罗/93
萧雅三/94
姜辅忱/94
黄香九/95
魏沚洲/96
原玉田/96
张岫云/97
孙树功/98
迟永清/99
邢布利德/100
牟仁先/101
梁子川/101

往事如碑 103

何梦瑶坐堂行医/104
长寿中医 164 岁/106
先有广生堂，后有沈阳城——辽沈最早的中药店/110
老沈阳四大药房/110
老沈阳四大名医/111
辽宁最早的中医著作——《医学摘粹》/113
沈阳最早的医学研究所/114
沈阳最早的医会/115
沈阳中医，半出其门——辽宁最早的中医学社/117
一份珍贵的老中医履历/119
中医之有院，实自此始——全国最早的中医院/120
《医学衷中参西录》在沈阳首次出版/121
张锡纯制方治霍乱/122
辽宁最早的中医杂志/124
中医出身的省长——王永江/129
著作最多的名医——高愈明/130
中药改良的先行者——牟聘三/131
中医马二琴/132
日伪取消中医的铁证——马二琴的一篇佚文/133
“汉医”称呼的由来/139
国民党刁难中医换证/140

百年沉浮

141

近代辽宁中医百年发展概述/142
中西医汇通/143
辽宁医学特色疗法/145
疮疡“四大膏”/145
喉科“小烙铁”/146
近代辽宁代表性医著/146
庆恕与《医学摘粹》/146
年希尧与《集验良方》/147
高愈明与《伤寒论溯源详解》/148
张奎彬与《医学引阶》/149
景仰山和《医学从正论》/149
张锡纯与《医学衷中参西录》/150
胡万魁与《古方今病》/150
徐廷祚与《医粹精言》/151
张岫云与《张岫云医案百例》/151
近代辽宁中药业/152
药政管理/152
药品标准/154
近代少数民族医学在辽宁的发展/156
新中国成立后的辽宁中医/159
中医卫生政策/159
中医带徒/161
中医学术继承/162
主要参考文献/165

长河掠影

辽宁医学概述

辽宁的地理位置

辽宁省地处中国东北地区南部，东经 118°53′~125°46′，北纬 38°43′~ 43°26′，东西长 374 千米，南北宽 530 千米，面积 14.8 万平方千米，是东北地区通往关内的交通要道，也是东北地区和内蒙古地区通向世界、连接欧亚大陆桥的重要门户和前沿地带。辽宁省陆地面积约占全国陆地面积的 1.5%；水域面积 1 万平方千米，约占 6.8%；海域面积 15.02 万平方千米，约占 1.56%。地势自东、西、北三面向中部和南部倾斜，山地丘陵分列东西两厢。半数以上居于辽河中下游低丘平原区和辽西走廊的海滨平原地区，形成了不同自然环境，具有多元文化生长的态势。东北到西南走向的山川，又成为华北与东北往来的天然通道。古代的辽河流域，既是文化的生长点，也是东北与中原、东北与西部草原接触的前沿地带和不同经济类型、不同文化传统的交汇地，因而创造出具有鲜明区域特色又与黄河流域关系密切的远古文化。

辽宁的行政区划

据《尚书 · 禹贡》记载，辽宁地区最早属冀、青二州，夏商为幽州、营州之地，春秋战国时期，归属燕地。秦统一时期，在辽宁地区设置辽东、辽西、左北平郡。两汉、三国时属幽州，西晋属平州，东晋为营州。隋代时置辽东郡、柳城郡、燕郡。唐属河北道，归安东都护府管辖。辽代分属东京道、中京道，金代属东京路、北京路。后金天命十年（1625 年），后金政权迁都沈阳，将其更名为盛京。元代置辽阳行省，明代时为辽东都司。清军入关以后，顺治十四年（1657 年）于盛京设奉天府，清光绪三十三年（1907 年）改奉天省，省会为奉天府（今沈阳市）。民国初年，沿袭清制。民国十八年（1929 年），奉天省改为辽宁省，取辽河流域永远安宁之意。1932~1945 年日伪统治时期，辽宁省被划分为奉天、锦州、安东三省。1945 年光复以后，恢复辽宁省。新中国成立初期分辽东省和辽西省，1954 年合并，恢复辽宁省。

辽宁医学发展缓慢

早在新石器时代，我们祖先就在辽宁地域繁衍生息，进入奴隶社会后，辽宁已成为全国疆土的一部分。出土文物证明，当时人们的物资生活及生产规模，已初具雏形，与我国中原地区相比，几乎是同步进行的。社会生产力的发展，使人们对医药卫生的认识也不断发展，其中出现了许多这方面的专门人才。唯文献不足，史载散佚，许多资料已不复存在。据考查，辽宁医家最早见于《隋书·经籍志》，以后发展于辽、明，兴旺于清末民初。

辽宁医学发展缓慢，医家人数较少，从历史情况分析，原因有二：一是辽宁地域在进入封建社会以后，由于剧烈的社会动荡和变革，很长一段时间兵戈相见，战争频仍，加之辽宁地处塞外，人烟稀少，少数民族杂居，有些民族仍过着游牧生活，因此，医学文化处于落后状态。时有散在的医人活动，也是为了谋求生存，无明显业绩可述。二是由于中原位于历代政治中心，文化发达，史书、志书记载起始较早，记载的内容也很多。而辽宁起步较晚，史书、志书记载少，其医药文化方面的记载更是微乎其微。至清代，满族人建立全国政权后，沈阳作为陪都，成为东北政治文化中心，促进了辽宁医学的发展，使医人倍增，内地医学文化也得以传入和交流，此时才真正开始反映辽宁医人的情况。

辽宁医家组成

清末民初时期，辽宁医家人数有了一定的规模，据所搜集资料整理分析，构成成分主要有儒医、自学医、世医、外来医与其他部分。

儒医，是指先习儒，后学医的医家。有些医家在文学、史学等方面有较高素养，成为秀才、举人或做官之后学医；或屡试不第转而学医；或因双亲抱病，或因自身体弱而业医。

自学医，是指那些靠自己努力钻研，随师学徒，或借于药堂出力，经过数年的学习，自行业医的医家。这些医家大多由于自幼体弱多病，或亲属因病夭折，或受疫情灾难，或因家贫谋生，因而立志学医。

世医，是指家世传业，父子相袭，祖孙相承，世世代代以医为业。

外来医，是指由其他地域流入我省安居乐业的，或不安居暂以医为业的。

其他部分，是指清末民初，我省由官办私办的各类学校、研究所、学会、讲习班、学堂培养出来的医人。

辽宁省医人组成，儒医占首位，其次是自学医、世医和外来医。儒医、世医多见清代，或上溯更早时期，自学医、外来医和其他部分，多见于清末民初，这些人是笔者仅从史书、志书、医籍、档案史料归纳的，当然不可能概括辽宁医人全部面貌。

清光绪年间奉天省同善堂王有台堂长说："靠惟关于我省医界，窃常调查，全省业医者，约在二万人之谱。"笔者历经数年搜集，仅收四五百人，可见大多数医人资料散失。

学术研究

通过对辽宁医家的研究，从学术上大体可归纳为以下几方面：

（1）学以正宗：辽宁早期医家除少数民族外，均以《黄帝内经》《难经》《伤寒论》《金匮要略》《脉经》《本经》等书为宗。如抚顺名医庆云阁自序云："远宗轩岐，近法仲景，始知《黄帝内经》《伤寒论》《金匮要略》各书。"他积历年之学，写出了《医学摘粹》。盖县名医高愈明溯本求源，著《伤寒论溯源详解》《温病溯源》《脉理溯源》；义县吴景玉著《伤寒论注解》，开原刘景川著《黄帝内经释义》《难经歌括》，王心一著《黄帝内经知要白话解》等，不一一列举。刘渡洲在《谈学习中医的点滴体会》中说："东北三省多把《医宗金鉴》奉为圭臬。"原因是《医宗金鉴》一书出于乾隆年间，而辽宁医家又兴旺于此时，但实际情况则否认这一说法。从所搜集的资料来看，很少见到以此为学的人，而且遗留下来的医籍也未见与此有关，可见这句话不合乎事实。

（2）温病学方面：辽宁医家在此方面多所遵循，虽此学派源于内地，但由于时代接近，且疾病普遍流行，许多医家为了应时而变，对此非常重视。沈阳医家景仰山先生的《医学从证论》《景氏医案》记载颇详，他几乎走遍东北各地，以擅长温病治疗为名。高愈明的《温病溯源》，新民医人怀训的《痘治法》，盖县张志文的《温疫浅论》《温疹论》等，都继承发挥了温病学说。

（3）药物学方面：对药物的研究较深，上自隋、辽，下迄明、清，使得部分专著流传至今。如清初的《集验良方》《本草类方》，孙冯翼等辑佚的《神农本草经》，丁尧臣的《奇效简便良方》，胡星垣的《古方今病》等作品，对于研究药物学是很重要的资料。与此同时，辽宁也出现了许多私人炮炙的中药、自制的中成药，如营口医家陈星楼，抱改良中国医药之志，悉心研究，制成中西药百数十种，闻名于世。岫岩孙成文制成千金妇女宝健丸、胃消食水、止嗽清肺浆、小儿定风珠等成药，开原王安制成瘟疫科牛黄丸、太公丸、紫雪丹、妇科黑龙丹、玄羊散、儿科保元丹、古铜散、清肺散等药。诸如此类，举不胜举。这些医家制成的成药，在当时防治疾病、扑灭疫情中起到了重要作用。许多资料称它们临床多奇效，可见很受人们欢迎。民国期间，辽宁医界人士在沈阳组织成立《汉药成方》编纂委员会，历时三年出版了该书。

（4）临床方面：辽宁医家对临床非常重视，超过了理论研究，这也是我省的特点。在当时已有临床内（杂病）、外（疡科）、妇（女科）、儿（幼科）、眼、骨（正骨）科及针灸、按摩等科，分布全省各地，均是私人业医，其中尤以沈阳为突出。清光绪年间著名的“奉天十四堂（行）”，至今还留有遗迹。又如扬名海内的沈阳中街“天益堂”，始建于同治年间，坐堂先生历经几代，都以治疗内科杂病挂牌。其余药堂也不逊色，各展所长。除沈阳城以外，在各地县镇也设有多家，如光绪初年，岫岩就有曹怀庆在邑街开设“先春堂”药局；金倬龄祖孙三代，在邑街开设兴隆堂药局，业医四十余年。仅据《奉天全省警察报告书》记载，当时沈阳就有数十家药堂、药店、诊所，行医多达三百余人。清末军督部，谕令成立中医学堂，医学研究所、会，进行多次考核，随时抽查。另外，从全省医家的著作看，临床著作所占比例较大，内容也涉及临床各科及诊断、行医规章制度和医德等诸方面。由于辽宁省医家对临床方面的重视，当时的出版商也积极付梓出版外地名家临证医书，医学杂志也连载外地名家的著作。

（5）其他方面：清代，辽宁医家受到中西医汇通学派的影响，成为改良派。在当时有影响的江苏名医时逸人、浙江裘吉生、河北张锡纯都先后到过辽宁，进行中西医汇通传播活动。辽宁医家慕于名下，与他们交往并学习。如刘景素编的《初等诊断学》、张奎彬举办的中国医学校，以及同善堂主办的中西医学校、达生学校等，都开设了中西医两门课程，既讲传统医学，又讲西医生理、解剖、卫生、化学、药剂、细菌等课程，这样辽宁省也出现了许多中西医汇通派人才。

清以前的医事活动及医疗机构

只要有人类活动，人类在生产和生活中就必须同疾病和伤痛进行斗争，从而产生了早期的医疗救助实践。古史记载黄帝曾在燕山南北地区活动。在漫长的历史长河中，伴随着游牧业、渔业、农业的发展，不断地积累了医药卫生知识，形成了既与“中原古文化”有紧密联系，又有自己特点的“北方古文化”区系的一部分。

在辽宁地区除有汉族的先民华夏族外，还有东胡、肃慎等少数民族的先人，夏、商、周以来，随着社会的发展，汉族和各少数民族，结合生产、生活和地理、气候的特点，逐步积累和形成了朴素的医药学知识和一些民间疗法。由于中原医药文化的传入，与辽宁地区传统医药学互相渗透，不断总结提高。但因辽宁地处边陲，文化发展较慢，东西晋和南北朝以前无籍可考，进入隋唐大统一时期始见有零星的文字记载。

医家医术

据圆通法师撰写的《锦州古刹》一书记载：大广济寺，原名普济寺，其开山祖师为玄元法师。玄元法师俗姓刘，名涫，字梦嘉，河北邯郸人，15 岁在灵岩寺出家，由虚无和尚赐名法号“玄元”。隋炀帝大业七年（611 年），玄元遵师命到营州大人府（今锦州）弘扬佛法，每天讲《净渡三昧经》，听讲者数百人，并经常诊脉治病，疗效甚著，在众人资助和神威将军慕容晃的支持下，肇建锦州最早的一座庙宇——普济寺。唐高宗弘道元年（683 年），高宗闻塞北有百岁高僧（玄元法师时年 102 岁），特赐宫银 2 000 两，修缮普济寺，并建一长寿塔。可见早在 1 300多年前辽宁地区就有运用传统医药学的记载。

辽代（907—1125 年），医药有了发展，医疗技术达到一定水平。载于《辽史》的名医有萧达鲁、耶律达勒达、耶律达鲁、直鲁古等多人，其中耶律达鲁和耶律达勒达是沈阳人。耶律达鲁被成吉思汗封为辽王，是久经沙场、身经百战的将军，官至节度使。他医术高超，即使不诊脉，观察形色就知道病因，治疗方法奇特，人们常常不可理解，但疗效显著，手到病除。耶律达勒达擅长驰射，曾骑马射鹿，马死仍追逐不止，终获鹿。他擅长医术，针术尤精。《辽史》记载他为辽太祖治疗膏肓之疾，针刺膏肓，病愈，可见其针刺水平的高超。

设置医院

唐初在辽西设立隶属河北道的营州都督府，下辖柳城、营州、辽州等7个州。总章元年（668年）于辽东设置安东都护府，统辖新城州（今抚顺高尔山）等9个都督府，医药业有了发展。太宗贞观三年（629年）各州设置医学，开始创办地方官办医疗机构。玄宗开元十一年（723年）都督府设有医学博士、助教各一人，学生10~15人。

儒之门户分于宋，医之门户分于金元。金元时期（1115—1368年）以刘完素、张从正、李杲、朱震亨为代表的“金元四大家”，开展中医学术争鸣，刘完素、张从正、李杲生活于北方的金属地区，对辽宁地区传统医药学的发展影响很大，各地区开始设置医院。金在东京（今辽阳）、北京（今北镇）、盖州等9地设置医院，医正1人，医工8人。

元代不设中央医学，而于各路设置医学教育机构，成为地方官学的一种，隶属于太医院。这类专科学校培养为人、畜治病的专门人才，由提举掌管行政，由教授负责教学。元初起陆续在辽阳、广宁（今北镇）、沈阳路等设置总管府，设医学教授1人，至元二十五年（1288年）各路总管府设官医提举司，掌医户差役、词讼，又设置惠民药局，设提领1人。

明代（1368—1644年）京城设太医院，掌医疗之法，分十三科，辽宁地区医药业进一步发展。洪武三年（1370年），外府、州、县设置惠民药局，府设提领，州、县设官医，边关卫生所及人聚处各设医生、医士或医官。

明正统二年（1437年），于辽东都指挥使司内设置医学正科1人，所属海州、盖州、复州卫等亦设医学正科1人，并设药局。

医籍

清代以前，辽宁地处偏远，医籍较少。《隋书·经籍志》录有《辽东备急方》三卷，为都尉臣广上所著，这大概是对辽宁医籍的最早记载。

(1)《辽东备急方》：都尉臣广上辑。姓氏、生卒、籍里不详。三卷。

(2)《补晋书艺文志》卷四《子部·医家类》:《辽东备急方》三卷。

(3)《隋书》卷三十四《志第二十九·经籍三·子·医方》:梁有……《辽东备急方》三卷。都尉臣广上。……亡。

考“辽东”为秦置郡名,地处今辽宁省东南境,因在辽河以东,故名。治所襄平县,在今辽宁辽阳城北。《中国古今地名大辞典》记载:晋时为辽东国。后燕时,地入高句丽。

(4)《耶律庶成方脉书》:辽代耶律庶成著。

耶律庶成通晓辽、汉两种文字,辽兴宗命其将汉文的一些方脉书译成契丹文,广为传播,是较早地将汉族医药知识介绍到契丹民族地区,进行民族文化交流的一个范例,为民族间的医药文化交流做出了贡献,对辽医学的发展起到了巨大推动作用。

(5)《辽史》卷八十九《列传第十九》:耶律庶成,字喜隐,小字陈六,季父房之后。父吴九,检校太师。庶成幼好学,书过目不忘。善辽、汉文字,于诗尤工。重熙初,补牌印郎君,累迁枢密直学士。与箫韩家奴各进《四时逸乐赋》,帝嗟赏。初,契丹医人鲜知切脉审药,上命庶成译方脉书行之,自是人皆通习,虽诸部族亦知医事。

(6)《集注难经》:金代纪天锡著。五卷。

(7)《张三丰真人仙方》:张全一著。《三丰张真人神速万应方》之一。张全一,又名君宝,号三丰,明代辽东戴州(今属辽宁阜新)人。

此书为明代孙天仁(容山)所集四卷医学丛书中之一种,名为《张三丰真人仙方》,内载“仙方”二十四首,因居卷首,故丛书总其名曰《三丰张真人神速万应方》。今存日本抄本。张三丰另著有《灵宝源流》《张三丰太极炼丹秘诀》。

(8)《明史》卷二百九十九《列传第一百八十七·方伎》:张三丰,辽东懿州人,名全一,一名君宝,三丰其号也。以其不饰边幅,又号张邋遢。颀而伟,龟形鹤背,大耳圆目,须髯如戟。寒暑唯一衲一蓑。所啖升斗辄尽,或数日一食,或数月不食。书经目不忘,游处无恒,或云能一日千里。善嬉谐,旁若无人。尝游武当诸岩壑,语人曰:此山异日必大兴。时五龙、南岩、紫霄俱毁于兵,三丰与其徒去荆榛，辟瓦砾，创草庐居之，已而舍去。太祖故闻其名，洪武二十四年遣使觅之不得。后居宝鸡之金台观，一日自言当死，留颂而逝，县人共棺殓之。及葬，闻棺内有声，启视则复活。乃游四川，见蜀献王。复入武当，历襄、汉，踪迹益奇幻。永乐中，成祖遣给事中胡濙偕内侍朱祥赍玺书香币往访，遍历荒徼，积数年不遇。乃命工部侍郎郭琎、隆平侯张信等，督丁夫三十余万人，大营武当宫观，费以百万计。既成，赐名太和太岳山，设官铸印以守，竟符三丰言。或言三丰金时人，元初与刘秉忠同师，后学道于鹿邑之太清宫，然皆不可考。天顺三年，英宗赐诰，赠为通微显化真人，终莫测其存亡也。

据《辽宁省卫生志》记载：明代有《古今药石》二卷，作者是中卫（今沈阳）人宋熏。经考证，《古今药石》并非医学著作，由于书名有“药石”二字，被一些人误认为是医学著作。《古今药石》是作者通过自已切身体验，对社会中的种种弊端深感厌恶，所以想用儒家圣贤的思想来针砭时弊。但又考虑圣贤之道理过于深奥，难以为一般人所接受，所以辑录了一些容易被人们理解的史传和儒家贤哲中的嘉言懿行，成为一书，用来作为人们修养身心的通俗教材。

清至民国时期

卫生行政机构

清代（1616—1911 年）基本沿袭明制，于府设医学正科 1 人，州设医学典科 1 人，县设医学训科 1 人。上述各类医官的职责主要是管理有关医药诉讼、诊治幕僚及囚犯、鉴定方剂、检验尸体等。

清末，光绪二十八年（1902 年），奉天省城设奉天警察局，新民府亦创办巡警；光绪三十一年（1905 年），奉天警察总局改为奉天全省巡警总局，局内设有卫生科；光绪三十三年（1907 年）奉天省设巡警道，道署内设有卫生科。卫生科为全省最初的卫生行政机构；光绪三十四年（1908 年），巡警道撤销，全省警政由省民政司主管，并颁发《奉天全省警务通则》。翌年，奉天全省巡警总局改为奉天全省警务总局，隶省民政司，各府、州、县设警务局，各警务局内设卫生科或股，掌管卫生行政事宜。

满铁及其附属地的卫生行政工作，由日本南满洲铁道株式会社地方部卫生科管理；旅大租借地由日本关东都督府（后改为关东厅）警务局卫生科负责全地区的卫生行政工作。

民国（1912—1949年）初年，省会及各地仍以警务机构管理卫生行政工作。民国四年（1915年），在奉天省当局公布的《通行管理卫生章程》中规定，由警察署管理公共卫生事宜。奉天省警察厅制颁了《通行取缔医士章程》，对执业的中、西医士进行管理。民国十二年（1923年），奉天市政公所成立，公所内设卫生科，为全市的卫生行政主管机构。但是公共卫生的管理，仍由警务机构承担。各县警察所设卫生股管理卫生行政工作。民国十七年（1928年），东北易帜。翌年1月，奉天省改称辽宁省，省政府设民政厅，由该厅第二科管理全省卫生行政工作。地方警察厅（署）改称公安局，省城及各县的卫生行政工作仍由公安局设卫生股或由行政股管理，各村由巡捕从事防疫工作。

东北沦陷时期（1931—1945年），伪满民政部（后改为民生部）内设卫生司（1937年改为民生部保健司），下设总务、医务、防疫、保健4科。各省（市）由伪省（市）公署的民政厅保健科、警务厅卫生科分别管理卫生工作。各县由县公署设卫生股，县警察署设卫生股分别管理，前者以管理开业医生、卫生防疫、考核医术为主，后者则以管理环境卫生、检查各类公共卫生实施情况为主。民国二十二年（1933年）伪满政府召开第一次卫生会议，制定了充实卫生机关、普及医疗设施、预防扑灭传染病的方针。

1945年，抗战胜利后，国民党政府在沈阳设立了东北行辕政治委员会卫生处，1946年成立辽宁省政府，设卫生处，掌管全省卫生工作，各市设卫生局（科），各县则由县政府民政科负责卫生行政工作。沈阳市政府设卫生局（1948年合并到市民政局为第4科，下设防疫、保健、医政、兽医4股）。

1947年6月，在解放区内，东北行政委员会民政委员会下设卫生处，贺诚兼处长，白希清任副处长。当年8月为加强防疫工作，成立了东北防疫委员会（1948年1月改为卫生委员会）。

1948年8月，东北行政委员会卫生部成立，贺诚任部长，徐寿轩、白希清任副部长。1948年11月，东北全境解放时，中共中央东北局、东北行政委员会、东北军区机关自哈尔滨迁至沈阳市，1949年4月划东北行政区为6个省4个直辖市，外加旅大地区。

1949年4月，东北行政委员会卫生部与东北军区卫生部合署办公（1950年3月又分署办公），当年8月，东北行政委员会卫生部改为东北人民政府卫生部，玉斌任部长，戴正华、白希清任副部长。部内设计划、医政、保健、教育、药政、财务、行政等处。

医疗机构

道光二十年（1840年），鸦片战争后，牛庄开港，随之西方医学传入辽宁地区，受其影响，辽宁省区陆续建立了一批官办医疗卫生机构。

光绪七年（1881年），由韦纬三发起，联络官商，于奉天设牛痘局，以后各地陆续成立引痘局，以预防天花。

19世纪末和20世纪初，由于鼠疫、霍乱传染病流行，沙俄和日本关东州当局在旅大地区设传染病院和海港检疫机构，奉天省当局亦于光绪二十五年（1899年）设营口港检疫所，翌年创办营口防疫院。

光绪二十七年（1901年），奉天同善堂施医院成立，设有内、外、眼、妇产科，施以中医传统疗法。

光绪三十一年（1905年），建奉天官立卫生院，宣统二年（1910年）起，安东卫生院等相继成立，但当时官立公立医院较少，百姓仍依靠私人开业医院或其他医院治病。

民国四年（1915年），奉天成立中国红十字病院，以西医为主，中医为辅，设有中西医各科，中医科分为内科系和针灸系。

民国七年（1918年），河北名中医张锡纯来省城创办了立达中医院，这是第一所私立医院。

民国二十年（1931年），“九一八”事变后，辽宁省改为奉天省，1932年，据对辖区内38个县的调查，有卫生技术人员7 897人，其中中医4 280人、齿科医125人、药剂师441人。

1934 年，颁布《公医规则》，每一个县派驻 1 名公医，并建公医诊疗所，公医除担任一般疾病诊疗外，还进行传染病预防、地方病调查、种痘、学校卫生、卫生统计、尸体验证等工作，至 1939 年辽宁省已设公医 27 处。伪满政府又从 1934 年开始，发行福民奖券，利用其利息，在偏远地区每县建 1 个福民诊疗所，作为公医制的补充。

伪政权加强了对医务人员的管理，对中医采取既限制又利用的政策，多数采取“限地医”的形式，分散在农村县镇行医。民国二十六年（1937 年），据辽宁省区内的伪满奉天、锦州、安东 3 个省统计，中医师登记数为 7 584 人。

至 1945 年光复前，辽宁省区内开设中医诊所或在中药店坐堂行医者 6 000 余人。光复后，日伪时期的医疗卫生机构多遭破坏，国民党统治辽宁时期虽恢复了部分公立医疗机构，但为数很少。

民间行医方式

1949 年中华人民共和国成立前，辽宁地区的中医基本分散在城乡各地，其行医方式主要有开药铺行医、坐堂行医、住家行医、带徒传艺、走方医（或称铃医）、半农半医等。

（1）开药铺行医。开药铺行医，有的以行医为主，兼营药铺，有的以经营药铺为主，行医为辅。城镇较大的叫药铺，一般雇有店员或招收徒弟。农村中药铺一般是中医人员边售药边行医，备有药架、药柜、药碾子、药筛子、药缸乳钵等设备，有的能自制部分中成药。民国十四年（1925 年），名中医牟世珍在沈阳大南关设“改良中药店”，他以酒精为浸剂，以西药制剂方法，浸泡、蒸馏，提取中药有效成分，使用和销售自制的改良中药，成为辽宁地区中药剂型改革之先驱。

（2）坐堂行医。坐堂行医相传起源于张仲景，张仲景任长沙太守时择定每月初一、十五两天，坐在公堂上，大开衙门，接受群众就诊。后来把医生在药店应诊行医称为坐堂行医。

营口咸春堂的坐堂中医高愈明老先生，学识渊博，医术高超，曾义务办学，培养了大批中医，有徐向春、魏沚洲、聂伯策、殷继新等人。

天福堂坐堂中医张朗轩老先生，精通脉理，医术高深，培养李新然、马子光两名徒弟。

天益堂坐堂诊病的有名中医有三名。杨雨滋先生是沈阳人，在天益堂坐堂诊病二十余年，擅长治疗内科杂病，特别是对儿科更有研究，亲笔处方“保赤丹”和“育婴散”两种成药在天益堂生产出售，是儿科常见病良药，治疗食积腹痛，消化不良，有显著效果。曹庆善先生，字济舟，河北省昌黎县大蒲河人。自幼学医，颇为钻研，从医三十余年，对呼吸系统、消化系统疾病，用中医治疗有很多独到之处。为人谦逊不保守，临床经验良方，必定告知别的医生。赵瑞臣先生，沈阳人，自幼学医，钻研病理。从医三十余年，擅长治疗内科疾病，特别是对于妇科疾病有其独到之处。

福庆堂、天生堂药房，聘请内科、妇科名医刘鼎臣、毛羽丰和陈凤池坐堂。而著名中医眼针疗法的创始人彭静山也自述自22岁起就在沈阳积盛和药房坐堂二十多年。

第一次国际鼠疫会议在奉天召开

1910年10月至1911年冬季，中国的东北、华北暴发了一场大规模的鼠疫，夺去了约6万人的生命。根据《鼠疫》的记载，鼠疫暴发时波及沈阳、铁岭、义县及旅大地区等26个县市，死亡5 855人。根据《中国鼠疫流行史》的记载，从鼠疫发生到1911年4月，共死亡60 468人。在政府的防疫指导下，当时的奉天省给予积极配合，在省城沈阳设防疫总局，分别设立550多处。铁路沿线锦州、海城、凤城设防疫事务所，港口码头丹东、大连、营口设检疫所，各县设防疫所。这些机构负责查检、隔离、医药、埋葬、焚烧、消毒、卫生、清洁等工作。铁岭县是疫情比较严重的地方，当年设防疫总所，于城北山头堡设检验所、隔离所、病院、留验所各1处，在龙首山、马蓬沟、懿路各设隔离所1处，八里庄设留验所1处，龙首山慈清寺设病院1处，另设诊检所、消毒队等。

为了控制疫情扩散，清政府外务部、东三省防疫事务所于1911年4月3日至4月28日在奉天府（今沈阳）隆重召开了中、美、英、俄、法、日等11个国家参加的“万国鼠疫研究会”，邀请各国专家代表共同商讨防疫大计，“研求善法，以为此后防御之资本”。

为使会议顺利召开，清宣统皇帝于1911年2月20日下旨："东三省时疫流行，前经外务部照会各国选派医生前往奉天，定于三月初五日（公历4月3日）开会研究，所有会中筹备接待事宜，甚关紧要，著东三省总督会同外务部妥速布置，并派施肇基届期赴奉莅会，钦此。"外务大臣施肇基奉旨于3月25日亲自到沈阳督办，商定决定会议经费由奉天府税务处暂拨4万两白银以济需要。并要求会志、有关报刊将各位代表简历于大会召开前见报。大会地点：奉天府大东关小河沿惠工公司（现沈阳市大东区小河沿附近）。

由于清政府重视，外务大臣施肇基和东三省总督锡良的直接筹办，大会于1911年4月3日上午10点在惠工公司大会场隆重开幕，正式举行开会典礼，会场中悬挂清政府龙旗，间以万国旗徽。参加大会的有英国、法国、德国、日本、美国、澳大利亚、墨西哥、荷兰、意大利、俄国及中国代表，各国选派医学专家、政府官员和驻我国的各国领事共百余人。我国防疫先驱、著名公共卫生学家伍连德也应邀出席会议，并被选为万国鼠疫研究会会长，北京韩医士为大会医务书记员。

经研究决议，大会将研究办法分为三大部：第一部为细菌病理部，推举日人北里博士为主任，主要研究鼠疫病菌、人体病理改变及解剖等项，设有专门研究室，为大会研究鼠疫主要部；第二部为防疫医疗部，主要负责研究防疫措施、疫情传播、隔离办法、消毒、医治等；第三部为疫史研究部，主要探讨鼠疫流行历史及社会公害影响。另外，大会为专家学者研究方便，到外地实地考察提供免费火车票，并主持观看满铁公司筹设的各种鼠疫标本展览，参观大连医院、中央试验所。同时，与会代表一致同意，为此次从事防疫工作而奋不顾身、以身殉职的中外医官开追悼会，以志哀忱。

大会历时26天，各国参加者组成繁杂，其中有医学专家、医政官员、行政专员、驻外使节、翻译、秘书、新闻记者等。又因会期长，流动于东三省内地调查，期间不乏来往回国者，不能坚持完会者，以及中途来会者，故代表人数无法确切统计，但基本上分为两大类，一是医学专家，二是行政官员和其他人员。由于未见到代表们姓名的本国文字记载，按中文音译记录，很可能前后重复或略有出入，仅据现有资料提供名单如下：

医学专家有美国的司特朗、杜格，澳大利亚的吴来禄，法国的柏罗格，德国的马提尼，意大利的高寥密、儒拉、希诺里，俄国的扎巴罗尼、志罗廓尔夫、巴特来伍慕斯、顾列沙、苏拉来斯喀亚（女）、褚林利那，荷兰的赫伊威，墨西哥的刚萨利、肯杂列苏，英国的福乐、皮特里、德来格，日本的北里柴三郎、柴山五郎作、宇山道硕、藤浪鉴、下懒谦太郎，中国的伍连德、全绍清、方擎、王恩绍、山大夫、韩大夫，司督阁（英国籍）、师丹列、哈夫金。行政官员和其他人员有俄国的满洲防疫局廓阔沙罗夫，哈尔滨倭斯克列星斯基，东清铁路叶星斯基，哈尔滨防疫局巴古斯基，中国民政部吴为雨，直隶夏本礼，奉天民政部主事王若宜、王麟书，吉林钟穆生，黑龙江王兴安，中国红十字会王培元，上海医院王医士，恭赞员有罗尔瑜、施绍常、吴德海、李规庸，其他人员有上田恭辅、斯铁般洼、勒亚铁洼。大会发言的有：意大利喀里沃齐，中国顾问医官法拉、法富紧、纱巴尼、司旦莱，日本河西博士、克萨伊，英国哈林博士，英医克里斯，中国所聘医西瓦诺尔德，中国委员安德烈（法籍）、阿苏，俄国委员安律、华路索尔、巴杜尔夫斯基，英人研究会书记长普兰土等人。

与会者经过讨论，并研究了鼠疫病菌、病理解剖结果，基本上达成共识，认为本次鼠疫系由发病者直接和间接传染，主要媒介是当地土产旱獭，百姓经商贸易，或共居一室，呼吸飞沫互相传染而致。初发为肺鼠疫，盖由鼠疫菌侵入肺部而发，潜伏期2~5天；初起症状体温骤升、高热、脉细数或至不可数，但要确切诊断则需用细菌学检查、痰培养或血培养，否则单就症状而言则与单纯性肺炎诊断无异。此病预后不良，治疗上尚无有效办法，唯注射血清略能延长生命。

另外，在细菌学、微生物学的研究方面，各国专家汇集了当时医界的最新研究成果，由著名的日本细菌学家北里柴三郎主持的病理研究，将大会议案确立为“百斯笃菌的培餐状态、凝集反应，毒素、毒力强弱程度的研究”“动物试验中关于百斯笃菌体中所含奄土杜基新毒素问题”，以及“百斯笃菌之生存能力、传播方式”等。美国司特朗认为咳嗽、吐沫、吹气可致传染；日本柴山博士在演说中曾提到，由一种布覆盖尸体，能遏止百斯笃菌传出，可以认定疫尸仍具传染性；俄国扎巴罗尼博士亦发表了“百斯笃菌在疫尸体内之生存力”的演讲。这就为控制疫情传播，“焚尸焚房”提供了依据。

通过对疫情的分析，首先北里博士提出：应将染病患者及时诊断，之后立即隔离，遂将器皿、住房等物严密消毒，并介绍了《日本现时防疫章程》；英医司督阁博士认为人畜可交叉感染，必须掩埋尸体；墨西哥肯杂列苏报告了《墨国之防疫规定》。大会还由外务部施肇基大臣与奉天防疫研究会、各国医官研究决定申报中央：设立中央医院，“以研求医术药饵，供军队及人民之用，临时防疫症发生，亦不至束手无策”。会议还商讨了医院建筑法，肯定了前期阻断交通、多设隔离所、烧毁疫房、实行火葬、灭鼠消毒、消除街道垃圾等措施。

大会于4月28日下午4时闭会，共收到各国代表学术论文24篇，报刊撰稿12篇，大会演说、发言达95人次，总共举行了24次全体会议，达成了45项决议。会间各国代表发言踊跃，各抒己见，从鼠疫的病名、种类、流行病史、致病菌传染途径、生存能力、治疗、防疫措施及预防等进行了多方位的讨论，并在当时即有单行本印发，会后又由东三省督都府承办，奉天图书印刷所印刷，1911年11月出版发行《奉天国际鼠疫会议报告》。

此次会议是世界历史上第一次国际肺鼠疫会议，也是中国历史上由中国政府主办的第一次国际科学会议，意义深远，促进了中国政府的公共卫生思想，当时的《大公报》《盛京时报》都有登载。日本的北里博士回东京后评价：“奉天鼠疫研究会不但为远东未曾有之盛举，亦学术界未曾有之现象，而中国医术界因之获受裨益者亦非浅。”

中医参与疫病治疗

针对“中医不识治疫”的谬论，张锡纯在《医界春秋》第三十五期上发表《中西医治疗上真实的比较》，记录了香港中西医治疗鼠疫的疗效对比：将疫病患者分配给中西医各半，三考总分为一百，结果西医只得三十多分，而中医高达六十多分，疗效增加一倍。张锡纯在文中还不无自豪地说：“至愚生平临证治愈西医不能治之病，已不计其数。”

在防治疫病的实践中，著名的医家通过不断摸索，反复筛选出一批验方，在期刊上公布。如张锡纯治疗霍乱的特效方“急救回生丹和卫生防疫宝丹”，载于《中医杂志》第十二期。仲晓秋也记载清宣统三年及民国十年，东三省鼠疫流行，其师张锡纯认为鼠疫初起类似“伤寒论少阴热证”，根据疾病的发展情况，以清热解毒、养阴滋肾为主，对症拟方，创设八张验方，收到良好的治疗效果，全活之人，不计其数。《黑死病之检讨及其验方》《黑死病诊察概要》，分别载于《现代中医》一九三五年第一、三期。从中可以看出，中医药治疗在传染病防治，尤其是疾病初起阶段作用显著。

民国时期的疫病防治还体现出中西汇通的特色。张锡纯等医界名医家均主张取西医之所长，熔中西医治法于一炉，并在《中西医学报》等刊物上发表文章。

中医教育的发展

（1）中医政策。在全面西化的大背景下，民国政府教育和卫生部门制定了将中医教育排除出教育系统、限制中医学校办学，甚至废止中医的一系列政策措施。

1）中医争取加入学系。1912 年 7 月 10 日至 8 月 10 日，北洋政府教育部举行第一届临时教育会议，会后公布了《中华民国教育新法令》。在这部法令中，大学共分文、理、法、商、工、农、医七类，医科类又分为医学与药学两门，医学门有解剖学等 51 科，药学门有无机化学等 52 科。这两门科目中，都没有列入中医药学科，这就是“民元教育系统漏列中医事件”。这一事件引发了各地中医药界的首次抗争请愿活动，《神州医药总会呈政府请愿书》中写道：“呈为恳请提倡中医中药，准予另设中学医药专门学校，以重民命而顺舆情。”1913 年 12 月 29 日，时任教育部长的汪大燮发表讲话说：“余决意今后废去中医，不用中药。所谓立案一节，难以照准。”教育总长的“废医”言行引起了中医药界的愤慨，各地中医药界纷纷举行抗议活动。北京政府教育部在舆情的压力下，于 1914 年 1 月 8 日批复了请愿书。1 月 16 日，国务院也回复称并无“废弃中医之意……除制定中医学校课程一节，暂从缓议外，其余各节，准予分别筹办。”中医界的首次请愿活动取得了胜利，由此建立了一批中医学校，如民国四年（1915 年）辽阳王溥泽创办辽阳医科学校。

尽管民国初年请愿胜利，但中医仍被拒之于国家教育系统之外，1925 年 8 月，中医界向中华教育改进社提出中医学校加入学校系统的建议，杨如侯、赵意空在

《致北京中华教育改进社提议书》中，认为学校课程系统，有西医而无中医，“是不啻以法律限制学术，为自灭文化之政策。故欲振兴中医，非办学校不可；欲办学校，非加入学校系统不可”。并附表三张，包括课程系统（32门）、预科课程教授法（17门）及本科课程教授法（36门），对中医教育规范化提出初步构想，并呼吁中医药界联合起来争取实现。在随后举行的中华教育改进社会议上，通过了要求政府对中医教育给予承认并加以扶持的提案，并上呈到北洋政府教育部。

《奉天医学杂志》关注并参与了“中医争取加入学系”事件，开辟专栏刊发专题文章，如刘景川在《奉天医学杂志》第十五期发表了《中医列入系统教育之程序》，提出“中医列入学校系统，必先由编医校教科书始”“可征集各省医界团体意见，公举海内医豪数名，捐助资斧，编纂医校教科书，分为四门：诊断学、病理学、生理学、药物学，分大学、高级中学、初级中学三阶级。主要科为：黄帝内经、八十一难经、医宗金鉴、中西汇通、针灸大成、金匮要略、本草备要、仲景伤寒论。”此外，《奉天医学杂志》第十五期刊发周源逢儒《为中医列入教育系统辨证余云岫驳议》、江苏撰述员时逸人《力争中医加入学校系统亟》，第十六期刊发徐相宸《上北京教育部力争加入学校系统快邮代电》，第十八期刊发刘景川《提议请奉天医士公会联络团体上书力争北京教育部将国医加入学校系统》，号召本会会员、各地撰述人写信给教育部，力争国医加入学校系统。

1925年9月，全国教育联合会议审议通过了中医界提出的“请教育部明定中医课程并列入学校规程案”，但教育部将此决议案提交部务会议讨论时，会议未经认真研究，便以“不合教育原理”为由，将中医教育提案搁置。由于废止中医论者在社会舆论和政府高层的积极活动，使中医界两次争取加入教育系统的努力遭到失败，从而使中医教育的生存和其后的抗争形势变得更加艰巨和复杂。

附：提议请奉天医士公会联络团体上书力争北京教育部将国医加入学校系统

刘景川

今国医当厄运垫危之秋，风雨摧残，板荡蜩螗，其祸之烈，不亚于洪水猛兽及焚书坑儒也。舍此不图听于自然消灭，恐炼石补天，精卫填海，愚公移山，夸父追日，江河日下，顾兔亡羊，鳌戴蚊负，螳臂当车，谁作中流之砥柱，而挽狂澜之既倒乎？试观太原开仓教部议驳，徐君上书，邮电促进，当此天演争存，物竞天择，优占强权，劣无噍类，譬如混沌重开，文明初起，鸟兽恃爪牙而种存，人群凭干戈而族兴，神明华胄，垂五千余年，而占优胜于民族以上地位者，全赖人力战胜，而无天演淘汰之患耳。今我神圣不可侵犯之国医，受外人角犄，经当道摧残，若非革故鼎新，断难生存于四面楚歌之中，若不睡狮猛醒，泄泄盥盥，等蜗牛之蜷伏于壳内，自以为得计耳，将必有为鱼人网捕，而鬻诸市上之祸也。望本会中宜急起直追，作为后盾，举医团署名，全国一致，上北京教育部，力争加入学校系统内，批准公布，昭告天下。惟医界衮衮诸公，室迩人远，难期统一，山河修阻，钤章不易，望本会议决，函请各地撰述员，联络当地医学会代表，钤押于浮纸条上，邮寄会内，将文脱稿缮清，邮至北京教育部，恭请鉴核批准施行，仆提议未知当否，倘蒙不弃葑菲，请诸道兄操觚，以期进行，有厚望焉。

2）废止中医案。1927年4月8日，国民党在南京建立中华民国国民政府。由于南京政府教育部、卫生部都是仿西制建立起来的，其管理规范与传统中医药业难以相容，因而对中医药采取歧视和排挤政策，从办学体制、医药标准等方面进行围剿。1929年2月23~26日，南京政府卫生部召开第一届中央卫生委员会议。会上讨论有关废止中医药的提案四项：《废止旧医以扫除医事卫生之障碍案》《统一医生登录办法》《制定中医登记年限》《拟请规定限制中医生及中药材之办法案》。其中余云岫提出的《废止旧医以扫除医事卫生之障碍案》基本包括了后三项提案的内容，并提出彻底消灭中医的六条措施：

①处置现有旧医。施行旧医登记，给予执照，许其营业，登记期限为一年。

②政府设立医事卫生训练处。限五年为期训练旧医，训练结束后，给予证书，无此证书者停止营业。

③旧医研究会等纯属学术研究性质，其会员不得藉此营业。

④自民国十八年为止，旧医满50岁以上，在国内营业20年以上者，得免受补充教育，给特种营业执照，但不准诊治法定传染病及发给死亡诊断书等。且此项特种营业执照，其有效期间，以整十五年为限，期满即不能适用。

⑤禁止登报介绍旧医。检查新闻杂志，禁止非科学医学之宣传。

⑥禁止成立旧医学校。

余氏的提案在会上获得通过，并与其余三案合并为《规定旧医登记案原则》，委托卫生部施行。此即近代中医史上著名的“废止中医案”。“废止中医案”引发了全国性的中医抗议风潮，中医界揭发并指责此案是余云岫等少数西医顽固派人士为消灭中医而策划的阴谋。

在废除中医的环境之下，《奉天医学杂志》于民国十六年（1927 年）停刊一年，1927 年复刊，马二琴在第二十五期发表了《国医此后当作如何思想》一文，对西医废除中医的现状担忧。

民国十八年（1929 年），在上海新民大学学习的孙允中作为辽宁中医界代表参加了全国中华医药联合代表大会，抗议国民党南京政府取缔中医的提案，正在沈阳学医的彭静山也投入了论战。在全国中医药界的一致反对下，南京国民政府不得不以文官处的名义发出《中央卫生委员会并无废止中医药等决议案》的答复，以息事宁人，但歧视排斥中医的政策，并没有真正改变。

民国十八年（1929 年）四月，中央教育部通令中医学校改为“中医传习所”，不列入学校系统之内，中央卫生部下令将中医医院改为“医室”，并禁止中医采用西药西械，以致进一步激起全国医药团体总联合会的抗议和公愤，终于迫使教育部和卫生部改头换面，将中医学校改称为“中医学社”，中医医院改称“医馆”。

民国十九年（1930 年）五月一日，辽宁省政府制定并公布了《辽宁省管理中医士暂行规则》，只给中医士资格，而不给医师称号。

附：　　　　　　国医此后当作如何思想

马二琴

溯夫洋风盈耳以来，事事更张，举凡政治军警工艺文章，无不为之一变，其中裨益国家强健身心者亦有之，而点金成铁改善向恶者亦数见不鲜焉。甚而数典忘祖者有之，认贼作父者有之，自残骨肉者有之，为虎作伥者有之，岂洋人之学真皆尽美尽善者哉？商鞅变法秦盛，荆公变法苦民，日本变法强，埃及变弱，此非古今铁铮铮之明证乎？以故知其得失在有用与否耳，顾可以新学炫人哉？世界陆军以日本为最，留学彼帮兵法学校者，归国来而大哄，共操同室之戈，杀人百万，血流千里十数年而不息，岂其所学如是不如是不足以展其所学乎？学法律者，精细深苛纲密条严，而明伙窃盗，日以益多，愈治愈棼，愈杀愈广，监狱患满，刑具穷付，而不见寸功者，何也？盖置原有之道德纲常于不顾，廉耻礼义而不求，舍本就末，心劳口拙，以杀人而平天下，实旷古未有之奇也。数十年后求一自食其力、安分守己之人，恐亦不可复得，国事尚可问哉？三代圣人，知人心如水，流荡无常，乃立万世不朽之法，维系人心之道，更思民有夭札，立医道以疗疾苦，晓以阴阳大法，而虚实寒热内外之理，实与治国平天下之大道出于一辙，岂方剂二字所能尽之者乎？故以无形证有形，匹虚以喻实，活法天机，纯乎自然，以草木金石之气味形色，补偏救弊，扶弱制强，底于和平而后已，求之行迹，反失下乘，此医道所以难学，而庸人不可以语医也。比年洋医侵入专谈行迹，此言国医为理想，目草木为混杂，谓为国家之污点，誓必拭尽而后快，此无他道不同不相为谋，仇视吾道相与争衡也宜矣。独怪业国医者，志低而行浅，多自气馁而神败，骤聆解剖以为奇，注射以为异，舍其故有之学理而不求，乃以肺结核窒扶斯等名词以媚病者，噫！耻孰甚焉！匪特此也，更有盛称阿斯匹林有解表退热之功，感冒者服之立效，吾尝见夫用之者矣，初服之果得效，旋复热作，作辄再服，乃至三服四服而不愈，仍须我法清解而后痊，岂真我法不及他法哉？惟因吾道漫无统纪，学不入室，当局不加提倡，迫于衣食驰驱，乃至浅尝辄止，学问未精不能扬名于世界，国势颓靡，难与列强争和平，处于积威之下笑啼皆非，生于战国之秋遑论王道，可慨也夫！吾道同人当之其有动于心乎否耶？

3）日本人废弃中医。民国二十年（1931年）“九一八”事变后，辽宁省沦陷，日本帝国主义占领全东北，成立伪满洲国，推行歧视、排斥中医的政策。首先封锁文化，凡属关内的报纸、刊物，一概禁止。书籍先要经过检查，然后才许可流行。据彭静山“东北中医之兴衰”记载：“原有的书店集中在鼓楼北，如商务印书馆、中华书局、世界书局，所印书不多，卖中医书的仅有德和义两间门市的小书店，架上陈列的医学种类也很少。南门脸旧书摊，赶巧了可以买到比较善本医书，种类也少得可怜。其他的书，有关政治书籍日寇不许再卖，即就地销毁。仅商务印书馆一家，用禁卖的书烧了一冬天锅炉，损失之巨，可想而知。但是日本创办的‘满洲医科大学’（即今中国医科大学地址），却设有东方医学研究所，藏有大量中医古籍，并不惜重价收购古善本、珍本、手抄本各种医书，由冈西为人、黑田原次等人研究整理。”

自1933年起停止了每年的中医考试，妄图使中医自消自灭。民国二十五年（1936年）十一月二十六日以伪满政府第168号文件公布《汉医法》，规定从民国二十六年三月一日起施行限地开业医规定制度，未取得合法资格的不准开业，把大批中医人拒之门外。经中医界名流积极宣传争取，特别是由于沈阳名医马二琴，用中药治愈日本医学博士认为非开刀不可的化脓性阑尾炎，从此中医得以逐步发展。伪满政权于民国三十年（1941年）对学习中医5年以上的年轻中医进行考试，合格者发给执照准予行医。东北三省以及沈阳等市成立汉医讲习会，对应考的中医人组织为期半年的系统学习，著名中医刘荩文、刘绍勋、查玉明等人均曾参加学习。

（2）教育模式。辽宁的医学教育历史悠久，中国传统的家传、师授、自学的医学教育形式，已持续了千年，变化甚缓。但自道光二十年（1840年）的鸦片战争后，西方列强侵入中国，咸丰八年（1858年）订立《中英天津条约》，牛庄（今营口）列为通商口岸，外国基督教传教医士通过该处，深入辽宁内地布道施医，西方医学开始在辽宁地区传播，有了西医院所和西医学校。受西方的教育模式影响，奉天地方当局和中医界人士从清末民国初起陆续办起了一些中医学堂、讲习所、研究所等中医教育机构，对从业医生进行培训。

1）兴办中医学校，开设中医讲习班、函授学校。

①中医学校。光绪三十二年（1906年）盛京将军署下令开办中医学堂，后改名为医学研究所，由承德（今沈阳）知县曾石农任所长，为沈阳最早成立的医学研究组织。医学研究所主要对中医进行考核，发给文凭方准正式业医。获得文凭后需随时考试，以免荒疏。宣统元年（1909年），奉天知府孟秉初续办中医研究所，宣统三年（1911年），铁岭医学研究会创办铁岭医学院。

民国元年（1912年），奉天名医刘景素创办“燠休中医学社”；民国二年（1913年），名医张奎彬在奉天创办“奉天中国医学研究所”；民国三年（1914

年)，盖平县名医高愈明创办“医学讲习所”；民国四年（1915年)，辽阳王溥泽创办辽阳医科学校；奉天府王有台于民国十一年（1922年)，经奉天省警察厅批准，创办奉天同善专门医学校，兼授中西医课程，先以中医为主，后改为西医。民国十五年（1926年）更名为同善中西医学校；民国十五年（1926年)，锦县医学研究会创办“锦西宏济中医学校”，海城王耀东创办“牛庄中西医学校”。这些医科学校、研究所、讲习所培养的中医人才，毕业后分布东三省及内蒙古各地，弥补了当时医学教育的不足。

②燠休中医学社（1912—1936年)。民国元年（1912年)，奉天名医刘景素，慨于中医教育之落后，毅然于奉天（今沈阳）西门里石头市胡同创办“燠休中医学社”，历时二十余年，共办7个班，每班20~30人，累计培养出一二百人，不少名医出其门下。

③中国国医学校（1913—1920年)。民国二年（1913年)，名医张奎彬在奉天（今沈阳）倡办奉天中国医学研究所（亦即中国国医学校)，自任所长，适值庆恕返奉，乃聘其为名誉所长，采取名医义务讲学的方法办学，除采用中医四大经典外，以庆恕所著《医学摘粹》为主，学制本科3年，速成科1年半，迄1920年本科毕业两个班，速成科毕业4个班，共75人，扬名于医界者不乏其人。教室于1920年被电火焚毁停办。

④高愈明医学讲习所（1914—1920年)。民国三年（1914年)，盖平县博洛铺“卫生堂”名中医高愈明，常忧医学流传失实，曾自言：“医病只医个人，不如医医其功倍之”，乃经官准，设医学讲习所，传授医理，广招门徒，每期招生30人，共举办5期，约150人，结业后分布省内外各地行医，名声甚著。为办此医校，高氏将多年积累及十余亩良田全部耗尽，时逾6年停办。

⑤辽阳医科学校及分校（1915—1930年)。民国四年（1915年）辽阳县中医王溥泽在辽阳大商门里创办辽阳医科学校（私立中西医学校)，民国十三年（1924年）移大西门里，民国十四年（1925年）由县请准教育厅设立高级科，民国十六年（1927年）3月复移至东街路北，租用校舍20间。

每学期收学生学费大洋15~20元，每学期亏空1 000~2 000元，皆由学董设法捐助。并在校内设贫民施疗所，以作学生实习之用。该校历经 15 年，共毕业学生 14 个班，400 余人。民国十九年（1930 年）春，因经费困难停办。

学董王溥泽另于民国十一年（1922 年），经报请奉天省长批准，在营口设分校，校址在洼坑甸老一局胡同（今西市区新生街），第一期招生 40 人，学制 5 年，一期毕业（30 余人）后停办。

⑥奉天同善专门医学校（1922—1933 年）。奉天同善堂于民国十一年（1922 年），经该堂堂长王有台申请，奉天省警察厅批准，成立奉天同善专门医学校，聘凌蕴忱为校长，张朗轩等为中医教员，学制 3 年，兼授中西医课程，以中医为主。民国十五年（1926 年）更名为同善中西医学校。1925 年毕业 49 人，1926 年毕业 42 人，1927 年毕业 53 人，合计为 144 人。民国十六年（1927 年）9 月改组为辽宁同善医科专门学校，专授西医，学制 4 年，毕业 3 期共 84 人，1933 年停办。

该校还设名誉校长 1 人，学监主任和学监各 1 人，分担教务及管理事宜，讲习主任 1 人直接负责教学工作，聘用中西医教员各 3~4 人，分担教学任务。

报考学生条件：年龄 20 岁以上，35 岁以下，有中学毕业证明或具有同等学历，或有医药卫生知识者，身体健康无疾病者。考试合格入学后，学制 3 年共分 6 个学期，共安排二十几门课程。重视医德教育，每一学期开始，首先开中医医德课。学生靠自费学习，学校每月考试一次，择优者酌情奖励。学生毕业考试，须呈请省署，并由警察、教育两厅临场监视。每年季考不合格者立即除名。考试以 60 分为及格标准，及格者发给证书，并由警察厅通知各县，凡带有该校毕业证书者，准予行医。并择优者送陆军军医处学习。毕业生所治愈患者之病例可汇集起来由该校所创办之《医学汇刊》予以刊登。

⑦锦县宏济中医学校（1926—1932 年）。民国十五年（1926 年），由锦县城乡医学研究会呈请奉天省警务处备案成立锦县宏济中医学校，地址在锦县南街二道胡同三皇庙院内（今古塔区西街二道胡同），校长李荫青、学监鲁幼忱，聘当地名医马玉堂等为教员。学制 3 年，先后招收学员 3 期，共毕业 50 余人，分布于辽西各县行医。课程有医宗必读、濒湖脉学、医学三字经、肘方歌括、神农本草、八十一难经、医宗金鉴、中西汇通、黄帝内经、金匮要略、温热经纬等。经费主要

靠学员缴纳学费解决，民国二十一年（1932 年）春，日军入侵锦州，学校停办。

⑧中医讲习班。奉天医士公会对于会员的培训有两种方法：凡是经官家许可的医士，归入讨论部研究医学之精粹，2 年为期，以觇成绩；未经官家许可者归入讲习部，6 个月后毕业考试，及格者转请市政发给许可。

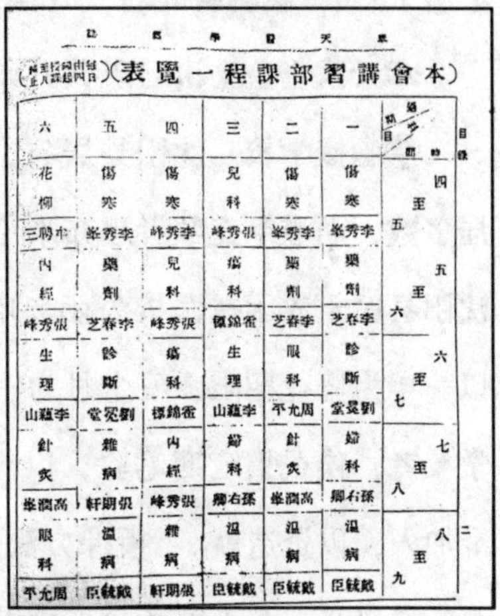
奉天醫學雜誌

本會講習部課程一覽表

時間＼星期	一	二	三	四	五	六
四至五	傷寒 李秀峯	傷寒 李秀峯	兒科 張秀峰	傷寒 李秀峰	傷寒 李秀峯	花柳 牟聘三
五至六	藥劑 李春芝	藥劑 李春芝	瘍科 霍錦標	兒科 張秀峰	藥劑 李春芝	內經 張秀峰
六至七	診斷 劉晃堂	眼科 周允平	生理 李蘊山	瘍科 霍錦標	診斷 劉冕堂	生理 李蘊山
七至八	婦科 孫右卿	針灸 高潤峯	婦科 孫右卿	內經 張秀峰	雜病 張朗軒	針灸 高潤峯
八至九	溫病 戴毓臣	溫病 戴毓臣	溫病 戴毓臣	雜病 張朗軒	溫病 戴毓臣	眼科 周允平

奉天医士公会讲习部，制定详细的《讲习部办事细则》，包括讲习部人员设置、讲习科目、讲习生资格等。

讲习科目九科：伤寒论科，内附瘟疫科、温科、杂症科；诊断科，内附经络科；妇女科；幼科，内附痘疹两科；疮疡科，内附花柳科；目科；红伤科，内附白伤、黑伤两科；方剂科；针灸科。

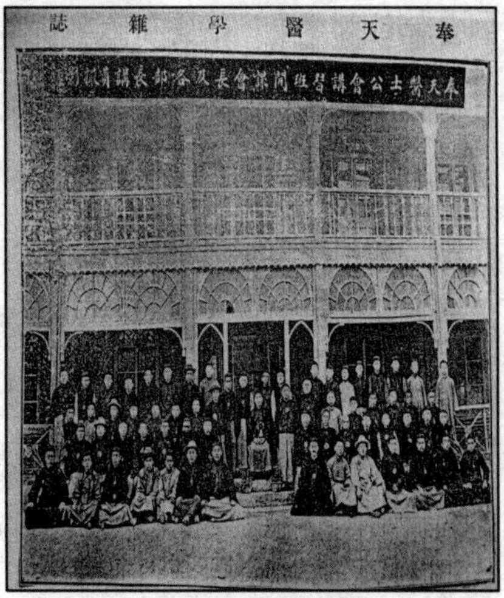

讲习生资格：奉天医士公会现业医士而无市政公所许可证者；受讲习者均以 50 岁以下 25 岁以上为合格；讲习之期限以 1 学年为毕业；修业期满由本部举行毕业式并移请市政公所派员监视；凡毕业考试不及 60 分者暂不发给毕业文凭，准入下期讲习；凡毕业学员由本公会汇请市政公所发给业医许可证。

第一期讲习班于民国十四年（1925 年）三月开学，开设伤寒论、儿科、药剂、诊断、眼科、生理、疡科、花柳、黄帝内经、针灸、杂病、温病课程。由李秀峰讲授伤寒论，李春芝讲授药剂，刘冕堂讲授诊断，孙右卿讲授妇科，戴毓臣讲授温病，张秀峰讲授儿科、黄帝内经，霍锦标讲授疡科，李蕴山讲授生理，张郎轩讲授杂病，周允平讲授眼科，高润峰讲授针灸，牟聘三讲授花柳。刘景素编写了《医会讲义十门》和《初等诊断学》教材，为学生上课使用。

第一期讲习班民国十五年（1926年）结业，共有34名学员毕业，内科15名，妇科11名，花柳科5名，眼科2名，外科1名。

奉天医士公会讲习班共开设二期，第二期于民国十五年（1926年）开课。

⑨函授学校。沈阳县居省会之地，四乡医士不下数百，其间有医士资格者固居多数，而滥竽充数者恐亦难免，奉天医士公会于1926年4月向全省警务处递交沈阳县医士入函授医校公函，申请开办函授乡医学校并得到批准。函授乡医学校以一年为修业期限，五个月为一个学期，两个学期毕业。“凡欲加入函授乡医补育学校者，俟召集定期笔验，以觇医识之高下，除程度幼稚不录外，但能及格者方准加入，以资造就。”授课方法是除开课期考、同堂讲演学说外，以后每月朔望发给各科讲义，有不解者允许函讯担任各科之医员解答。函授科目有：内科、外科、眼科、针科、幼科等六科，每科招生人数是50~100人为度。

沈阳县医函授学校前身是沈阳县医学校推广所，为了提高乡医的医术而扩大，但仅限于沈阳乡医，外县乡医不得加入。由此奉天医士公会申请外县医函授学校，借此而弘扬医术，定名为奉天医士会县医函授学校，并函请全省警务处市政公所备案，准各县医生购函授学校讲义，两学期毕业，赴省考试，合格者函请市政发给执照，准其各县营医，不受地方警察之取缔。刘景川在《奉天医学杂志》第二十期发表《敷陈推广县医函授学校意见书》，呼吁推广。

这些医学校、讲习班等多为中医界人士集资或个人举办，受资金、人力、技术等各种条件限制，一般规模很小，时间不长，培养学生人数也不多。据《奉天省警察报告书》记载，民国初年来自各地的341人，获得了奉天医学研究会所发给的执业文凭。截至1949年中华人民共和国成立，据7所主要中医学校的统计，培养了1 100多名中医。

2）创办医学研究会。宣统二至三年（1910—1911年），辽阳、开原、义州等地成立医学研究会。

①奉天商务药行医学研究会：民国元年（1912年），沈阳名医孙廷弼、甘光谦、高振铎等人组织奉天商务药行医学研究会，它以“组织合宜，维持有法，众士合力，共相劝勉，以期不断提高，不甘再让外医独步”为目的，汇集省城有名

望的奉天十四行（堂）（天益、春和、宝和、万育、同和、广生、同益、宝善、延生、恒济、泰和、和发、德庆增、德泰），借商务总会房舍作会址，同时由民政司呈报总督，批准备案。在组织上，选出总监督 1 人，设会长 1 人，副会长 2 人，研究长 1 人，秘书 3 人，助理员、庶务员、兼理员若干人。后又增设评议、编辑、调查、交际、学术、经济 5 大部，各部成员 5~7 人不等。研究会宗旨是“保我权利，固我名誉，进我学业，用我医药，日新月异。”研究会涉及的主要工作有：交流学术，考核医生，研究医道，培育人才，取缔劣医，准以文凭，编辑会刊和讲义。

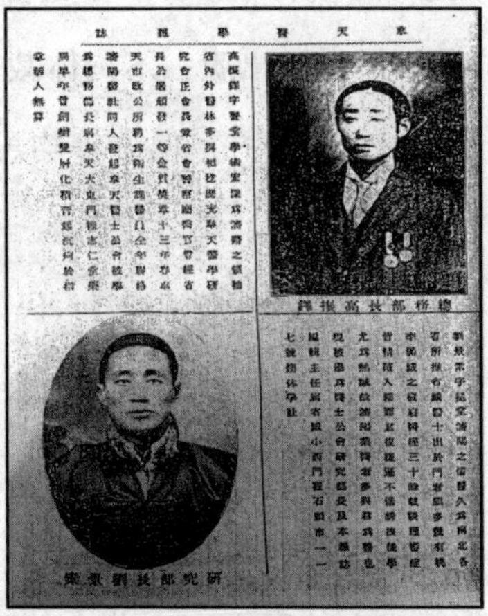

②奉天医士公会：奉天医士公会于 1924 年成立，联合医会、医社改组为奉天医士公会，会长由奉天总商会会长张志良担任，下设总务部、审查部、评议部、研究部、调查部、编辑部、讲习部、文书部、商务部。公会制定了公会简章、各部办事细则以及考察医士会规则，发表了奉天医士公会召集同人宣言书。高振铎任总务部部长，刘景素任研究部长，王有声、孙廷弼任审查部部长，李国栋、李德新任调查部部长，张振远、刘庆春任讲习部部长，沈文奎、马英麟任编辑部部长，刘哲苍任文书部部长，韩庆德、李纯璞任评议部部长，李文博任商务部部长。

在省城的倡导下，民国元年（1912 年）盖县、安东（今丹东）成立中国医学研究会。民国二年（1913 年）起，铁岭、辽中、营口、本溪、抚顺、新宾、北镇、锦县、绥中、锦西、朝阳、凌源、建昌、瞻榆（今属吉林）等相继成立医学研究会，并在奉天医士公会的领导下成立分会，从事研究和医学教育工作，亦代行政府的某些职能，如资格考试等。医学研究会多举办西医讲习班、中医讲习所、中西药讲习班、妇女产科学习班以及采取召开研究会等形式，以提高会员的技术水平。

3）创办医学期刊。

①《医学汇刊》：民国十二年（1923 年），奉天同善堂月报社出版《医学汇刊》，王有台出任《医学汇刊》总经理。它是一个配合达生学校、中西医学校的教

育为主要任务的刊物，颇有影响。《医学汇刊》由医报社主办，报社设有编辑部、营业部、印刷部，各部设主任 1 人，工作人员若干人。汇刊内分为通论、专论、解释《黄帝内经》、解释《伤寒论》、医鉴丛读问答验案，中西医学对照等栏目。

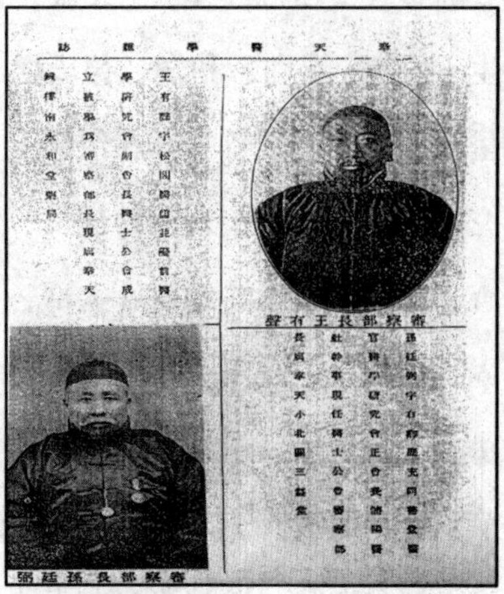

②《医林》：民国二年（1913 年），本溪县医学研究会成立后，曾创办了学术刊物《医林》，不定期出版，不拘体裁，可医可药，临床经验，民间验方，偏方等均可作稿，颇受欢迎，但缺政府支持，不久停办。

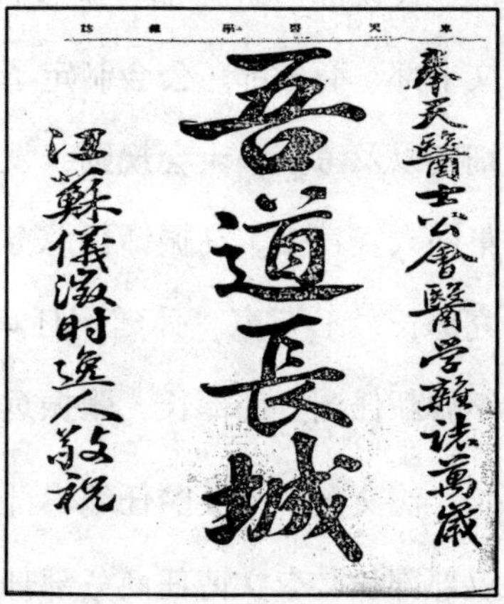
奉天醫士公會醫学雜誌萬歲
吾道長城
江蘇儀徵时逸人敬祝

③《沈阳医学杂志》：民国十三年（1924 年），名医马二琴任奉天市医士公会编辑部长，主持出版了《沈阳医学杂志》，张锡纯、刘勉堂任主编，为东北最早的中医杂志。该杂志出版四期后停刊，后在新成立的奉天医士公会的支持下，1925 年 1 月 10 日续出第五期，改由奉天医士公会发行，沈文魁、马二琴任编辑主任。从 1925 年 4 月出版第七期开始，更名为《奉天医学杂志》，每月十日出版一期，共出版二十六期，到 1928 年 3 月 10 日最后一期刊出后停刊。

奉天医科专门学校和满州医科大学等一些大专医学院校，亦出版了一些定期或不定期的内部刊物，如民国十二年（1923 年）一月六日发行《满州医学杂志》月刊，民国十六年（1927 年）九月二日发行《满州药报》（月刊），民国二十四年（1935 年）四月六日发行《满州医科大学时报》（月刊），民国二十五年（1936 年）七月二日发行《奉天医科专门学校汇报》（季刊）等。

附：辽沈医家发表于《沈阳医学杂志》（《奉天医学杂志》）的论文目录

医经类论文：

刘景素．《灵枢·热病篇》五十九刺笺．沈阳医学杂志（第六期）．民国十四年三月十日出版．

刘景素．温病条辨原病篇第一节蠡测．奉天医学杂志（第十三期）．民国十四年十月十日出版．

刘景川．胆者中正之官决断出焉诠．奉天医学杂志（第十四期）．民国十四年十一月十日出版．

刘景素．述伤寒论六经各家异义．奉天医学杂志（第十七期）．民国十五年三月十日出版．

刘景川．心者君主之官神明出焉诠．奉天医学杂志（第十七期）．

刘景川．肾者作强之官技巧出焉诠．奉天医学杂志（第十九期）．民国十五年五月十日出版．

刘景素．原《黄帝内经》．奉天医学杂志（第二十二期）．民国十五年十月十日出版．

刘景素．医经秘旨之治病必求其本说．奉天医学杂志（第二十五期）．民国十七年一月十日出版．

诊断类论文：

刘景素．四时平脉与四塞脉沟通之我见．沈阳医学杂志（第五期）．民国十四年一月十日出版．

刘景素．切诊概论．奉天医学杂志（第七期）．民国十四年四月十日出版．

刘景素．闻诊概论．奉天医学杂志（第十二期）．民国十四年九月十日出版．

医方类论文：

刘景素．经方蒙求．奉天医学杂志（第十四期）．

刘景素．经方蒙求（续）．奉天医学杂志（第十五期）．民国十五年一月十日出版．

临证各科类论文：

刘景素．妇科概论．沈阳医学杂志（第六期）．

高振铎．中医解剖说．奉天医学杂志（第七期）．

马二琴．英国流行肺炎病之观测．奉天医学杂志（第七期）．

高振铎．中医解剖说（续）．奉天医学杂志（第八期）．民国十四年五月十日出版．

张锡纯．论火不归原治法．奉天医学杂志（第八期）．

高振铎．中医解剖说（续）．奉天医学杂志（第九期）．民国十四年六月十日出版．

高振铎．说花柳病．奉天医学杂志（第九期）．

张锡纯．论火不归原治法（续）．奉天医学杂志（第九期）．

张锡纯．论火不归原治法（续）．奉天医学杂志（第十期）．民国十四年七月十日出版．

张锡纯．虚劳温病皆忌橘红说．奉天医学杂志（第十期）．

高振铎．中医解剖说（续）．奉天医学杂志（第十期）．

高振铎．说花柳病（续）．奉天医学杂志（第十期）．

高振铎．说花柳病（续）．奉天医学杂志（第十一期）．民国十四年八月十日出版．

高振铎．中医解剖说（续）．奉天医学杂志（第十一期）．

张锡纯．论治吐血衄血不可用凉药及药炭强止其血．奉天医学杂志（第十一期）．

高振铎．中医解剖说（续）．奉天医学杂志（第十二期）．

高振铎．中医解剖说（续）．奉天医学杂志（第十三期）．

高振铎．中医解剖说（续）．奉天医学杂志（第十四期）．

高振铎．中医解剖说（续）．奉天医学杂志（第十五期）．

刘景素．四时所病与四时疠疾汇述．奉天医学杂志（第十五期）．

高振铎．中医解剖说（续）．奉天医学杂志（第十六期）．民国十五年二月十日出版.

康济民. 痫症指南. 奉天医学杂志（第十七期）.

康济民. 痫症指南（续）. 奉天医学杂志（第十八期）. 民国十五年四月十日出版.

沈宗之. 说痫疾. 奉天医学杂志（第十八期）.

景仰山. 吐血. 奉天医学杂志（第十九期）.

景仰山. 受暑暴下. 奉天医学杂志（第十九期）.

康济民. 痫症指南（续）. 奉天医学杂志（第十九期）.

康济民. 痫症指南（续）. 奉天医学杂志（第二十期）. 民国十五年八月十日出版.

刘景素. 外科概述. 奉天医学杂志（第二十期）.

景仰山. 瘟疹内陷. 奉天医学杂志（第二十一期）. 民国十五年九月十日出版.

康济民. 痫症指南（续）. 奉天医学杂志（第二十一期）.

康济民. 痫症指南（续）. 奉天医学杂志（第二十二期）.

沈宗之. 流行病之推测. 奉天医学杂志（第二十二期）.

张锡纯. 论胃气不降治法. 奉天医学杂志（第二十二期）.

张锡纯. 申论痫证治法. 奉天医学杂志（第二十四期）. 民国十五年十二月十日出版.

沈宗之. 流行病之推测. 奉天医学杂志（第二十四期）.

牟聘三. 虚劳病辨. 奉天医学杂志（第二十五期）.

孙允中. 内风外风解. 奉天医学杂志（第二十四期）.

张锡纯. 申论痫证治法（续）. 奉天医学杂志（第二十五期）.

刘景素. 汇集大头瘟诸家内外治法. 奉天医学杂志（第二十六期）. 民国十七年三月十日出版.

张锡纯. 申论痫证治法（续）. 奉天医学杂志（第二十六期）.

刘景川. 新发明小儿百日咳之特效治法. 奉天医学杂志（第二十六期）.

中药类论文：

沈宗之．说硫磺．沈阳医学杂志（第六期）．

张锡纯．论中西之药原宜相助为理．奉天医学杂志（第八期）．

景仰山．人参鹿茸本性不热说．奉天医学杂志（第九期）．

景仰山．熟地论．奉天医学杂志（第九期）．

张锡纯．历序用小青龙汤治外感痰喘之经过及通变化裁之法．奉天医学杂志（第十三期）．

景仰山．白虎加人参汤解．奉天医学杂志（第十三期）．

景仰山．小柴胡汤解．奉天医学杂志（第十三期）．

张锡纯．历序用小青龙汤治外感痰喘之经过及通变化裁之法．奉天医学杂志（第十六期）．

张锡纯．石膏煅用即同卤水说．奉天医学杂志（第十六期）．

景仰山．古人用甘草有数义说．奉天医学杂志（第十六期）．

景仰山．汤膏丸散各有所宜说．奉天医学杂志（第十六期）．

张锡纯．论马钱子为健胃妙药．奉天医学杂志（第十八期）．

张锡纯．石膏煅用即同卤水说之再述．奉天医学杂志（第二十一期）．

刘景川．宜采东省药材以广应用论．奉天医学杂志（第二十五期）．

马二琴．麻黄石膏论．奉天医学杂志（第二十六期）．

医案、医话、医论类论文：

沈宗之．咳嗽痰血治验．沈阳医学杂志（第六期）．

高振铎．述占那氏发明种牛痘原委说．沈阳医学杂志（第六期）．

马二琴．孙中山先生心肝二病之妄谈．奉天医学杂志（第七期）．

王有声．医道搜原．奉天医学杂志（第八期）．

刘景素．卫生概论．奉天医学杂志（第八期）．

王有声．医道搜原（续）．奉天医学杂志（第九期）．

刘景素．卫生概论（续）．奉天医学杂志（第九期）．

高振铎．述占那氏发明种牛痘原委说（续）．奉天医学杂志（第八期）．

王有声．医道搜原（续）．奉天医学杂志（第十期）．

王有声．医道搜原（续）．奉天医学杂志（第十一期）．

王有声．医道搜原（续）．奉天医学杂志（第十二期）．

景仰山．中西医学论．奉天医学杂志（第十三期）．

刘景川．偏方能治大病之刍言．奉天医学杂志（第十二期）．

景仰山．津门出水说．奉天医学杂志（第十三期）．

王有声．医道传流（续）．奉天医学杂志（第十三期）．

王有声．医道传流（续）．奉天医学杂志（第十四期）．

景仰山．十二经脉名义解．奉天医学杂志（第十四期）．

景仰山．奇证一则．奉天医学杂志（第十四期）．

景仰山．古方不能治今病辨．奉天医学杂志（第十五期）．

沈宗之．诊疗杂记《奉天医学杂志》（第十五期）．

王有声．医道传流（续）．奉天医学杂志（第十五期）．

刘景川．痉疾经历之自述．奉天医学杂志（第十五期）．

景仰山．食汁由小肠入别肠说．奉天医学杂志（第十五期）．

景仰山．胆汁入小肠取汁奉心化血说．奉天医学杂志（第十五期）．

景仰山．气由廉泉玉英出入说．奉天医学杂志（第十五期）．

张锡纯．气臌论．奉天医学杂志（第十六期）．

王有声．医道传流（续）．奉天医学杂志（第十六期）．

刘景川．精之原素考．奉天医学杂志（第十六期）．

刘景川．新发明胰子之作用．奉天医学杂志（第十七期）．

王有声．医道传流（续）．奉天医学杂志（第十七期）．

张锡纯．血臌论．奉天医学杂志（第十七期）．

刘景川．施小手术轶事之趣闻．奉天医学杂志（第十七期）．

景仰山．温热论．奉天医学杂志（第十八期）．

王有声．医道传流（续）．奉天医学杂志（第十八期）．

刘景素．述真中风之新义．奉天医学杂志（第十八期）．

王有声．医道传流（续）．奉天医学杂志（第十九期）．

刘景素．汇述中西霍乱论．奉天医学杂志（第二十期）．

康济民．康氏医院治疗验案．奉天医学杂志（第二十期）．

王有声．医道传流（续）．奉天医学杂志（第二十一期）．

康济民．康氏医院治疗验案（续）．奉天医学杂志（第二十一期）．

王有声．医道传流（续）．奉天医学杂志（第二十二期）．

刘景川．释妇人月经命名之真诠．奉天医学杂志（第二十三期）．民国十五年十月十日出版．

刘景川．獾子皮能医痔疮．奉天医学杂志（第二十三期）．

刘景川．山城镇坟虫噬尸肉之异闻．奉天医学杂志（第二十三期）．

刘景川．痨尸虫之出现．奉天医学杂志（第二十三期）．

王有声．医道传流（续）．奉天医学杂志（第二十四期）．

刘景川．新编脏腑及十二官歌诀．奉天医学杂志（第二十四期）．

王有声．医道传流（续）．奉天医学杂志（第二十五期）．

刘景素．沉疴求治．奉天医学杂志（第二十五期）．

高振铎．述占那氏发明种牛痘原委说（续）附手术及保护法．奉天医学杂志（第七期）．

养生类论文：

《陆地仙经》、奉天医学杂志（第十四、十五期）．

刘景川．中国宜推行按蹻却病之建议．奉天医学杂志（第十五期）．

序文类论文：

景仰山．医学从正论自序．奉天医学杂志（第九期）．

景仰山．医学从正论自序（续）．奉天医学杂志（第十期）．

刘景素．《遇安斋证治丛录》序．奉天医学杂志（第十期）．

康济民．验方辑录序 附咳嗽验方．奉天医学杂志（第十一期）．

刘景素．麻症集成再版序．奉天医学杂志（第十四期）．

刘景素．《初等诊断学》自序．奉天医学杂志（第二十六期）．

其他论文：

沈宗之．答周小农君之问疑．奉天医学杂志（第八期）．

张锡纯．答锦县王子宣君元气诠之质疑．奉天医学杂志（第八期）．

刘景素．讲习部初等诊断学大义．奉天医学杂志（第九期）．

张锡纯．答问黄庭经后有幽缺前有命门．奉天医学杂志（第十一期）．

刘景川．答刘哲苍问医籍统系．奉天医学杂志（第十一期）．

刘景川．对于提倡医校之我见．奉天医学杂志（第十四期）．

景仰山．医书愈多医道愈晦说．奉天医学杂志（第十四期）．

刘景川．答项尧廷问乳内结核．奉天医学杂志（第十五期）．

周源逢儒．为中医列入教育系统辨正余云岫驳议．奉天医学杂志（第十五期）．

刘景川．中医列入系统教育之程序．奉天医学杂志（第十五期）．

马二琴．信医专而后可愈病．奉天医学杂志（第十六期）．

马二琴．今日病家之心理．奉天医学杂志（第十六期）．

刘景川．宣扬国医精粹刍言．奉天医学杂志（第十八期）．

刘景川．提议请奉天医士公会联络团体上书力争北京教育部将国医加入学校系统．奉天医学杂志（第十八期）．

刘景川．敷陈推广县医函授学校意见书．奉天医学杂志（第二十期）．

刘景川．批评中西汇通全部之优点及价值．奉天医学杂志（第二十三期）．

马二琴．国医此后当作如何思想．奉天医学杂志（第二十五期）．

刘景川．吾医士宜代天司命以尽天职论．奉天医学杂志（第二十五期）．

沈宗之．商工医院之佳音．奉天医学杂志（第二十六期）．

刘景川．《奉天医学杂志》续出第二十五期版颂．奉天医学杂志（第二十六期）．

医籍

清代，辽宁地区随着封建政策的废弛和开放海禁，关内外往来频繁，人口日增，辽宁已成为东北地区经济、文化的中心，从事医学的人遍及城乡各地，医疗水平提高，著述甚丰，其内容、数量、质量均超越前朝，进入了中医学术的鼎盛时期，医学著作从医经到方论，从针灸到本草以至内、外诸科，多达百余部。

民国初年，辽宁地区名中医较多，这些医家出生于清末，在民国时期闻名于辽宁甚至东北。如沈阳有刘景素、马英麟、高振铎、沈文魁、朱玉琳等，抚顺有张奎彬、庆恕等，北镇有罗振生，新民有王有声、高培松，开原有刘百龄、朱家训，辽南有高愈明、洪仙洲、王寅生等，还有来自外省的张锡纯等。他们行医救人，培养后学，交流学术，出版专著，促进了辽宁中医学术的发展。

（1）医经类：

1）《黄帝内经》。

①《素问辨难》：道光年间辽阳人房毓琛（1845—1900）著。

据《辽阳县志》卷十四《文学志》记载：

房毓琛，字仲南，别号心若。清恩贡生，候选直隶州州判。原籍海城，居本邑吴家台。幼受父镜潭庭训，生有夙慧，目十行下，博通典籍，嗜兵家言，尤精岐黄术。文笔浩瀚，应童试，经古场，有“千山胜迹七古”，其起四句云：娲皇炼石五色古，一丸飞下辽东土；长白千里来蜿蜒，到此翻身向空举。学使任賁台谓幕僚曰：此谢朓惊人句也，此生已探骊得珠矣。入庠，旋食廪饩，以舌耕自给。恒与兄伯韩、弟叔越联华萼欢，有自撰联云：子孙贤，族将大；兄弟睦，家之肥。与荣文达可民、刘春烺冬葛相善，每秋闱，约各专一经，都门有“奉天三才子”之目。然屡踬棘闱。盛京将军裕禄、钦差定安，争延致之。甲午之役，曾建议于左忠壮公宝责，颇嘉纳之，以格于众议，不果行，卒致败。及和议成，叹曰：事不可为矣！乃就吉林将军延忠恪公茂幕府及厘金差。辞职时，两袖清风。值拳匪乱，忽发奇疾，每日濯足清流，独处一室，咄咄自语云：何故授人以柄！寻卒。幼时梦入一寺，西北隅有空座，一僧指示云：此君位也。故自号梦隅道人。有《梦隅草堂诗集》《外集》《随笔》《论语疏蠡》《训蒙语录》《诗经讲义》《书经正讹》，《素问辨难》待梓。

《奉天通志》卷一百五十八《选举五·恩贡·清》：

房毓琛。光绪间候选直隶州州判。

②《黄帝内经释义》：清末民国间奉天府开原县（今辽宁开原）人刘景川著，未见出版。

据彭静山发表于1983年《辽宁文史资料》上的论文《东北中医之衰兴》记载：笔者学中医的启蒙老师开原刘景川先生，即“学帖括不成者”，自设兴仁医学社，授徒三十余人，讲述中医古籍，最为明白畅晓，无临床经验。著有《黄帝内经释义》《难经歌括》《本草汇编》等书，均未出版，今已无存。

③《宝气论》：徐象坤著。研究《黄帝内经》的专著。徐象坤，字厚庵，海城人。同治元年（1862年）大疫，往来奔救，全活者甚众，有“国手”之称。著有《医学正传》十卷、《加减汤头歌》二卷、《宝气论》一卷。均未出版。

④《海城县志》卷五《人物志·方伎》：

徐象坤，字厚庵，牛庄人。幼读书，甚聪慧，因贫辍学，改习岐黄术。与名医张衍泽善，研究医理，疑难互诘，必洞达乃已。复潜心体验，久之认症不谬，时称国手。同治元年大疫，死亡枕籍，象坤皇皇奔救，全活甚多。又重友谊，胶西傅柄甲、蓬莱起辉吉（均善书）常住其家。后柄甲病殁，为治丧葬。年六十七卒。著有《医学正传》十卷、《加减汤头歌》二卷、《宝气论》一卷，均未梓行。

⑤《黄帝内经知要白话解》：清末民国间奉天府开原县（今辽宁开原）人王心一（1890—1968）著，未见出版。

《开原县志》卷四《人物·艺术》：

王安，城西孤家子人。……子毓琪，孙心一，皆于业儒之暇，兼习医术，尚能不失家传。心一并著有《瘟疹论》待刊。

⑥《黄帝内经摄要》：清末民国间王梅庵（1874—1961）著。王梅庵原籍山东，自幼随祖父来辽阳落户。他根据《黄帝内经》“邪之所凑，其气必虚”，“正气存内，邪不可干”的理论著《黄帝内经摄要》，今存有残卷和抄本。

2）《难经》。《难经歌括》：清末民国间奉天府开原县（今辽宁开原）人刘景川著，未见刊行。

3）《伤寒论》。

①《伤寒论近言》：清代奉天府辽阳（今沈阳）州牧何梦瑶（1693—1763）著。

②《伤寒论试验经》：清代锦西人王思泰著。

《锦西县志》卷三《人物·方伎》：

王思泰，字旻三，城东南王家屯人。清道光时，任太医院八品吏目。研精医理，别具会心，著有《伤寒论试验经》，风行一时。思泰立方，不拘汤头，随病加减，多奇效。孙，凤仪，衣钵相传，亦以医术闻乡里。

③《伤寒论十六证类方》：庆恕著。二卷，《医学摘粹》五种之一。庆恕，字云阁，萨克达氏，清末民初奉天府满洲镶黄旗人。

《奉天通志》卷一百九十三《人物二十一·乡宦十五·清十三》：

庆恕，字云阁，萨克达氏，满洲镶黄旗人。同治庚午举人，光绪丙子进士，授户部主事。原名庆恩，以与顺成郡王同名，改为恕。……生平喜诱掖后进，于书无不读。著有《养正山房诗文集》《讲武要法》《三字心法》《大学衍义约旨》。尤精医学，有《医学摘粹》刊行。

④《伤寒论证辨》：庆恕著。一卷，《医学摘粹》五种之二。

⑤《张仲景伤寒论正解》：清末民国间义县人吴景玉著。吴景玉，字子珍。此书将仲景《伤寒论》及《金匮要略》二书重加注释，使浅而易读，繁而不复，简而易明，计 397 法，113 方，明法理于经旨之微，释方论于精义之奥。

⑥《伤寒论溯源详解》：清末民国间奉天府盖平县人高愈明著。八卷，又名《伤寒论溯源详解》。此书语言通俗易懂，旨义精微，每析一理，必探气化升降之源，每解一方，必详君臣佐使之用，不抄袭旧说，惟阐发经旨，自成一家。

⑦《伤寒论证方歌括》：清末民初奉天府（今辽宁沈阳）满洲镶黄旗人庆恕（1840—1919）著。

⑧《伤寒论指要》：清末民国间奉天府（今辽宁沈阳）人刘润苍著。刘润苍，字景素，号冕堂，别号筱河间生。

⑨《伤寒论注解》：清末民国间王梅庵（1874—1961）著。

⑩《仲景伤寒论评释》：阎德润著。阎德润（1898—1984），字东里，民国奉天府海城县（今辽宁海城）人。1917 年考入南满医学堂，1923 年毕业之后即进入满洲医科大学生理学教研室工作。从 1924 年开始，陆续发表《汉医剪辟》《仲景伤寒论评释》等 20 余篇论著，赢得了中外医学界的赞誉。《仲景伤寒论评释》于

1936年在哈尔滨医科大学印书馆出版，1955年由北京人民卫生出版社再版，1982年由日本医学家译成日文出版。

（2）医理类：

①《医意内景图说》：徐廷祚著。二卷，又名《医意藏府图说》，成书于1896年，《铁如意轩医书四种》之三。徐廷祚，字龄臣，清代奉天锦州府锦县（今属辽宁锦州）人。

②《病理学》：清末奉天锦州府义州（今属辽宁锦州）人赵祖襄著。一卷。

③《病理问答》：清末奉天锦州府义州（今属辽宁锦州）人赵祖襄著。一册。《义县志》卷中（十二）《人物志上·医士》：

赵永裕，字余耀，号显庭，邑处士也。性慈善，精医卜。清道、咸间，曾游盛京、北京、天津、江苏各地，医术活人，所至有声。长子祖裔，恩贡生，通星学。次子祖襄，通医术，为时良医。长孙宗阜，亦以医为业。

④《六淫溯源》：清末民国间奉天府盖平县（今辽宁盖州）人高愈明著。《盖平县乡土志》卷下《方伎》：

高愈明，字骏轩，盖平城北人。通医术，造门问病者，踵趾相接。注仲景《伤寒论》多所发明，名曰《伤寒论溯源详解》，经学部审定。并著有《脉理溯源》《毒疫问答》《瘟病说略》《秋疫问答》《咳症论》《头疼分类》等书梓行。每忧医学流传失实，为害非浅，因自立医学校一处，禀准立案，招生肄业，以广其传。

《盖平县志》卷九《人物志·方伎》：

高愈明，字骏轩，邑北博洛堡人。性慧敏，通艺术，不学而能。每制一物，往往出人意表。少年专攻医学，从《黄帝内经》、仲景《伤寒论》诸书悟入，终日不语言，至废寝忘食，人每目之为书愚。学成，悬壺城市、乡里，造门问病者踵相接。注《伤寒论》多所发明，名曰《伤寒论溯源详解》，经学部审定印行，并著有《神农本草经大观注解》《脉理溯源》《六淫溯源》《温病溯源》《温疹溯源答问》《鼠疫答问》《秋疫答问》《时灾预言》《咳症论》《头疼分类》《大学圣经详解》等书。每忧医学流传失实，为害甚巨，曾经请准自立医学校一处，招生肄业，以广其传。惜力难持久，六年后停办。子振德、振翰，均习医，克绍家学。

⑤《医理探源》：孟宪评著。孟宪评，字子衡，清末民国间奉天府盖平县（今辽宁盖州）人。

《盖平县乡土志》卷下《方伎》：

孟宪评，字子衡，盖平熊岳人。三世业医。祖字芳邻，辽海间最知名。先生学本家传，祖述《伤寒论》《金匮要略》等书。尤长于痘疹、瘟疫等科。著有《医理探源》待梓。

《盖平县志》卷九《人物志·方伎》：

孟宪评，字子衡，熊岳西南归州人。业医，家传三世。祖字芳邻，辽海间皆知名。宪评学有渊源，祖述《伤寒论》《金匮要略》诸书。长于瘟疫、痘疹等症。著有《医理探源》。

⑥《中医说约》：清末民国间王梅庵（1874—1961）著。

（3）温病类。

①《温病论》：杨喜霖著。杨喜霖，字雨亭，清代奉天府海城县（今辽宁海城）人。未付梓出版。

《海城县志》卷五《人物志·方伎·清》：

杨喜霖，字雨亭，城南土台子人。读书能文，久困场屋。中年改习医术，于温病、伤寒论极有心得。著有《药性歌括》《温病论》诸书，未付梓，遗稿散失。

②《毒疫问答》：高愈明著。一册，又名《鼠疫问答》《鼠疫答问》。成书于1910年。

③《温病条辨歌括》：清末民国间奉天府海城县（今辽宁海城）人王寅生（1852—1932）著。

《海城县志》卷三《人物志·文学》：

王寅生，字耀东，邑西牛庄人。优附生。家贫设帐讲学，教授生徒。循循善诱，门下多知名士。寅生性聪颖多才，医卜星命诸学不无通晓，而尤邃于医，著手成春，活人甚众。民国七年在牛庄设立医学校，寅生亲自教授，讲解详明。前后毕业生徒数百人，成绩优良，颇为各方所赞许。（伪）大同元年卒，年八十一。所著有《重刻妇科金鉴分类歌括》《温病条辨歌括》《杂病歌括》《脉学歌括》诸稿本待刊。

④《瘟疫浅论》：清末民国间奉天府盖平县（今辽宁盖州）人张志文著。张志文，字菌堂。

《盖平县志》卷九《人物志·方伎》：

张志文，字蔚堂。现年七十五岁，邑城厢人。赋性明哲，通画法。壮年习医，临证持重，悬壶数十年，有医林老成之目。晚年不轻出门户，病者必以舆迓之，始可就道，以故人多畏难观望。洎病入危境，方来延请诊视，往往投药回春，收效于后，亦医中不可多得者也。现充本城医药研究会会长。

⑤《温病疫病温疹革弊问答》：清末民国间奉天府盖平县（今辽宁盖州）人高愈明著。一卷，又名《温病革弊问答》《瘟疹问答》。成书于1913年。

⑥《温病说略》：清末民国间奉天府盖平县（今辽宁盖州）人高愈明著。一册，成书于1916年。

⑦《时灾预言》：清末民国间奉天府盖平县（今辽宁盖州）人高愈明著。一册，成书于1919年。

⑧《秋疫答问》：清末民国间奉天府盖平县（今辽宁盖州）人高愈明著。

⑨《温病溯源》：清末民国间奉天府盖平县（今辽宁盖州）人高愈明著，未刊行。

⑩《新撰时灾》：清末民国间奉天府盖平县（今辽宁盖州）人高愈明著。

⑪《救时浅说》：清末民初奉天府（今辽宁沈阳）满洲镶黄旗人庆恕（1840—1919）著。成书于1925年。

⑫《温疹溯源》：清末民国间奉天府盖平县（今辽宁盖州）人高愈明著。又名《温疹溯源答问》《温疹溯源问答》《痧疹探源》。四卷，成书于1931年。

⑬《温疹论》：清末民国间奉天府开原县（今辽宁开原）人王心一（1890—1968）著。

（4）诊断类。

①《四诊要诀》：清末民初奉天府（今辽宁沈阳）满洲镶黄旗人庆恕（1840—

1919）著。一卷，《医学摘粹》五种之三。成书于1896年。

②《诊断学》：清末奉天锦州府义州（今属辽宁锦州）人赵祖襄著。一卷。

《义县志》卷中（十五）《艺文志下·著述》：

《诊断学》赵祖襄。一卷。

③《脉学歌括》：清末民国间奉天府海城县（今辽宁海城）人王寅生（1852—1932）著。

④《脉理溯源》：清末民国间奉天府盖平县（今辽宁盖州）人高愈明著。一册，成书于1915年。

⑤《初等诊断学》：清代钱斗保著，生平居里未详。清末民国间奉天府（今辽宁沈阳）人刘润苍（1876—1947）增辑。二卷，成书于1927年。

⑥《盖平中医传习所沈祝三讲义》：清末民国间奉天府盖平县（今属辽宁盖州）人沈启甫著。一册，成书于1931年。沈启甫，字祝三。

⑦《四诊韵语》：清代奉天府辽阳（今沈阳）州牧何梦瑶（1693—1763）著。

⑧《脉里抉微》：清末民国间奉天府（今辽宁沈阳）人刘润苍（1876—1947）著。刘润苍，字景素，号冕堂，别号筱河间生。

（5）针灸经脉类。

①《针灸吹云集》：清代奉天府辽阳（今沈阳）州牧何梦瑶（1693—1763）著。

②《十二经脉汇辨》：清末民国间奉天府海城县（今辽宁海城）人阎德润（1898—1984）著。成书于1938年。

③《针灸医学纲要》：清末民国间奉天府辽阳县（今辽宁辽阳）人任作田（1886—1950）著。成书于1945年。

（6）本草类。

①《本草韵语》：清代奉天府辽阳（今沈阳）州牧何梦瑶（1693—1763）著。

②《采药方》：清代奉天府开原县庆云堡西孤家子人王安著。王安，字世平。

③《采药录》：清代奉天府开原县庆云堡西孤家子人王安著。

《开原县志》卷四《人物志·孝义》：

王安，字世平。幼家贫无以为学，去而入药肆，因精医术。同治元年，徙居旧属法库门，值瘟疫盛行，死亡相枕籍。君施舍药饵，活人甚众。同治四五年间，马贼蜂起，到处焚掠。法库为巨镇，遭劫尤酷。君以医术闻于贼，不忍见害，反敬礼之。因其求，商民得免祸者，数十百家。后家稍裕，有贫苦戚族，辄加赒济。直至晚年，乐善不倦。寿七十三岁卒。

④《神农本草经》：孙星衍、孙冯翼辑。孙星衍，字渊如，清代江苏阳湖（今属江苏常州）人；孙冯翼，又名彤，字凤埔，清代奉天府承德县（今辽宁沈阳）人。三卷，成书于1799年。

《奉天通志》卷二百十一《人物三十九·文学上·清》：

孙冯翼，字凤埔，后更名彤，奉天承德人。曰秉子，随宦江南，精校勘之学。嘉庆间，与孙星衍、臧庸等善辑有《世本》、桓谭《新论》、魏文帝《典论》等，校刻《问经堂丛书》。

⑤《药性歌括》：杨喜霖著。杨喜霖，字雨亭，清代奉天府海城县（今辽宁海城）人。

⑥《本草类要》：清末民初奉天府（今辽宁沈阳）满洲镶黄旗人庆恕（1840—1919）著。一卷，《医学摘粹》五种之五，成书于1896年。

⑦《神农本草经大观注解》：清末民国间奉天府盖平县（今辽宁盖州）人高愈明（1861—1938）著，未刊行。

⑧《神农本草经增注歌》：清末民国间奉天府盖平县（今辽宁盖州）人高愈明（1861—1938）著，未刊行。

⑨《本草汇编》：清末民国间奉天府开原县（今辽宁开原）人刘景川著。

《名老中医之路》（第一辑）彭静山文——“我的老师和我的学医道路”：

刘先生自己编的《本草汇编》七言歌，即把《本草备要》编成歌诀，如“甘温固表生黄芪，炙温三焦壮脾胃”等，倒也合辙押韵，易读好记。

⑩《本草十三家注》：民国奉天省海城县（今辽宁海城）人陈善华编辑。三集，成书于1935年。陈善华，字在山。

⑪《心一本草》：清末民国间奉天府开原县（今辽宁开原）人王心一（1890—

1968）著。

（7）方书类。

①《医品补遗》：清代奉天锦州府广宁县（今辽宁北镇）人朗廷模著。四卷，成书于1694年。朗廷模，字贞若。

②《集验良方》：梁文科辑。梁文科，字瀛侯，清代奉天锦州府义州（今属辽宁锦州）人。六卷，成书于1710年。年希尧（1671—1738）增辑。年希尧，字允恭，号偶斋，清代奉天锦州府广宁县（今辽宁北镇）人。

《八旗文经》卷五十七《作者考甲》：

年希尧，字允恭，广宁人。隶汉军镶黄旗，湖广巡抚年遐龄子。累官广东巡抚、工部右侍郎。雍正三年革职。四年，授内务府总管，管理淮关税务。十三年削职。乾隆三年卒。著有……《集验良方》。

③《本草类方》：清代奉天锦州府广宁县（今辽宁北镇）人年希尧辑。十卷，成书于1735年。

④《不药良方》：何氏著，名号不详，清代奉天府盖平县（今辽宁盖州）人。二卷，附《续集》十卷，成书于1783年。王站柱辑。王站柱，字桂舟，清代奉天府（今辽宁沈阳）人。

⑤《汤头会通》：清代奉天府开原县（今辽宁开原）人王安著。

《开原县志》卷四《人物·艺术》：

王安，城西孤家子人。少时家贫不能读，又患足疾，必扶杖而能行。然聪颖敏悟，识字日百数，见书籍过目辄成诵。塾师怜其才，不受束脩而反供其饮食。曾于六十八日读熟《尚书》全部，其才气过人类如此。后从良师，习医业，精针灸，编《汤头会通》诸方书。制造瘟疫科牛黄丸、太公丸、紫霞丹；妇科黑龙丹、玄羊散；儿科保元丹、古铜散、清肺散等药，服者辄应手奏效。清同治元年，移药店于法库门，值是年瘟疫流行，遭传染者，死相继。公施舍太公丸、保元丹药，日不暇给。年终时，多有送礼物酬谢，而不知姓名者，其济人之多可知矣。

⑥《加减汤头歌》：清代奉天府海城县（今辽宁海城）人徐象坤编。二卷。

⑦《应急偏方》：清代奉天府金州厅（今辽宁金州）人王建亨著。一册。王建

亨，字会之。

《旅大文献徵存》卷八《杂记下》：

王建亨，清金州厅城西泡厓屯人，字会之。读书养亲，潜心医学。四方患病求医者，诊脉立方而不售药，专以济人为宗旨。著《应急偏方》一册，远近利用之。惜甲午兵燹，竟尔无存。卒年七十九。

⑧《家技承经录》：丁孝虎著。丁孝虎，字肖泉，清代奉天府盖平县（今辽宁盖州）人。

《盖平县志》卷九《人物志・乡宦》：

丁孝虎，字肖泉。光绪戊子优贡，己丑恩科举人。以知县分发四川，历署丰都、安县，奏补大竹，加同知衔。所至有政声。光绪季年解组归田，侨寄津门近二十年，后旋奉天，隐居营川。现年七十有三，以医、字自娱。医师仲景，规抚经方；书宗鲁公，含咀汉隶。著有《各体诗文》，方书《家技承经录》。

⑨《汉药成方辑要》：民国安东（今辽宁丹东）汉药会编。一册，成书于1935年。

⑩《汉药成方汇编》：民国奉天（今辽宁沈阳）汉药同业公会编。一册，收集有效验方1 000首，历时3年汇编成。成书于1941年。

汉药成方编纂委员会：

委员长：李福堂

副委员长：陈扶宇

委　员：萧毓麟　赵景春　沈文魁　刘润苍　马英麟　高绍严　宋国斌
梁志先　李润田　韩庆德　马希援　刘庆春　赵煌麟　李炳旸
刘　濬

⑪《处方灵范》：清末民国间奉天府（今辽宁沈阳）人刘润苍（1876—1947）著。

⑫《追痨仙方》：清代奉天府辽阳（今沈阳）州牧何梦瑶（1693—1763）著。

⑬《神效脚气方》：清代奉天府辽阳（今沈阳）州牧何梦瑶（1693—1763）著。

⑭《乐只堂汤头歌诀》：清代奉天府辽阳（今沈阳）州牧何梦瑶（1693—1763）著。

⑮《成方启新》：清末民国间奉天府开原县（今辽宁开原）人王心一（1890—1968）著。

⑯《方书选粹》：清奉天府金州厅（今大连金州）人王永江（1872—1927）著。

（8）临证各科。

①《医碥》：清代奉天府辽阳（今沈阳）州牧何梦瑶（1693—1763）著。

②《三科辑要》（妇、儿、痘疹）：清代奉天府辽阳（今沈阳）州牧何梦瑶（1693—1763）著。

③《杂证要法》：清末民初奉天府（今辽宁沈阳）满洲镶黄旗人庆恕（1840—1919）著。三卷，《医学摘粹》五种之四。成书于1896年。

④《杂病证方歌括》：清末民初奉天府（今辽宁沈阳）满洲镶黄旗人庆恕（1840—1919）著。清末民初奉天府（今属辽宁省沈阳市）人郭振镛参编。二卷，成书于1916年。

⑤《杂病歌括》：清末民国间奉天府海城县（今辽宁海城）人王寅生（1852—1932）著。

⑥《灵兰真传》：清末民国间奉天府盖平县（今辽宁盖州）人高学良（1861—1938）著。高学良，字骏轩，号愈明。

1980年第8期《辽宁中医杂志》徐景华文——“略论高愈明老师生平和学术思想”：

《灵兰真传》三卷。卷一为十二经络歌，有歌有注，歌中论述十二经病的症状；注中解释十二经所以出现症状的机制，作为辨证论治的基础。卷二用十二经为纲，对十二经出现的脉证提出治疗方剂。卷三分为头部、口部、鼻部等十七部，每部都以辨证论治为基础。

⑦《咳症论》：清末民国间奉天府盖平县（今辽宁盖州）人高学良（1861—1938）著。

⑧《头痛分类》：又名《头痛论》，高学良（1861—1938）著。

⑨《医学辨证录》：又名《医书辨证录》。清初浙江山阴（今浙江绍兴）人陈士铎著。民国奉天省海城县（今辽宁海城）人陈善华整理。成书于1927年。陈士铎，字敬之，号远公。陈善华，字在山。

⑩《救劳辨误》：又名《救痨辨误》，清末民国间奉天府法库县（今沈阳法库县）人牟世珍（1870—1953）著。二卷，成书于1929年。牟世珍，字聘三，号儒佛。

⑪《盖平中医传习所孟宪评讲义》：清末民国间奉天府盖平县（今辽宁盖州）人孟宪评著。一册，成书于1931年。

⑫《医意》：清代奉天锦州府锦县（今属辽宁锦州）人徐延祚著。二卷，《铁如意轩医书四种》之二，成书于1896年。

⑬《济阴全生集》：清代奉天府铁岭县（今辽宁铁岭）人刘起运（1716—?）著。三卷，成书于1773年。

⑭《重刻妇科金鉴分类歌括》：清末民国间奉天府海城县（今辽宁海城）人王寅生（1852—1932）著。

⑮《济阴奇文》：清末民国间奉天府盖平县（今辽宁盖州）人王有衡著。

《盖平县志》卷九《人物志·方伎》：

王有衡，字立堂。克绍家传。现年七十六岁，业医五十余年，临证详审，用药慎重。长于女科、幼科。著有《济阴奇文》《活幼至宝》各种。

⑯《妇科维新》：清末民国间奉天府盖平县（今辽宁盖州）人高学良（1861—1938）著。高学良，字骏轩，号愈明。

⑰《妇科精蕴》：清末民国间奉天府盖平县（今辽宁盖州）人张培芝著。张培芝，字仙圃。

《盖平县志》卷九《人物志·方伎》：

张培芝，字仙圃。幼承庭训，习学中医。清光绪间，考入大连南满医院讲习班，肄业后，经省委盖平防疫事务所医官。宣统二年，由奉天医学所毕业，嗣被公举为本城医药研究会会长。民国以来，历充陆军军医长、军医官、军医正及总司令部少校副官、中校副官，复任陆军步兵中校。五等文虎章，又奖有四等嘉禾章。现已回籍，仍事医业，著有《妇科精蕴》。

⑱《女科宗要》：清末民国间奉天府盖平县（今辽宁盖州）人李荣孝著。李荣孝，字显庭。

《盖平县志》卷九《人物志·方伎》：

李荣孝，字显庭，邑城厢人。少时读书无多，后从邑庠生宋自申问字，数年寒暑无间，文义遂日明。宋没于乡，诣其墓，躬奠焉。而人未之知也，每以浅学目之。初经异人指授外科，悬壶城市，名渐著。生有会心，兼通内科，得诸治要领。善疗白喉、痘疹、小儿痞疾。既根据各症善本，且能体验变通之。针法有渊源，迥异世俗，然不轻以示人，非孟浪于医者也。现充本城医药研究会副会长。著《女科宗要》《痘疹正治》《白喉辨微》诸书。子树新，亦业医。

⑲《女科续编》：清末民国间奉天府盖平县（今属辽宁盖州）人沈启甫著。一册，成书于1931年。沈启甫，字祝三。沈启甫氏据清代陆懋修《世补斋医书》之《重订傅青主女科》改编而成此书，为盖平县中医传习所学生参读课本。

⑳《痘科扼要》：又名《陈氏痘书》，清代奉天锦州府（今辽宁锦州）人陈奇生著。一卷，成书于1755年。

㉑《痘治法》：清代奉天府新民县（今辽宁新民）满洲镶黄旗人怀训著。十卷。怀训，字绍伊，号聘卿，温彻合恩氏。

《新民县志》卷十三《人物·乡贤》：

怀训，姓温彻合恩氏，字绍伊，号聘卿，满洲世族。其先世居长白山小叶赫，扈清世祖驾来奉天，驻防新民，遂家焉。宅于邑之西鄙，镶黄旗堡。父存善，官永陵防御。怀训聪颖过人，年十六，毕读十三经，奋发有大志。见同里庆进士吉秋闱报捷，益勇进于学。十九岁冠军于庠，二十一岁中光绪二年丙子恩科举人。三上春官不第，以父老不再求进取，耕读娱亲二十余年。父晚年参佛旨，怀训赒饥施药，息事宁人，以养其志。父既卒，益无心用世。……怀训有才而不恃才；笃行而不矜行。胸怀坦然，意气蔼如。为学尚实，不喜空谈。性理诗文，朴茂无华。尤善岐黄，疗人无算。著有《绍伊文草》和《幕中盾墨尺牍》各一卷，《缥缃诗集》五卷，《痘治法》十卷。

㉒《活幼至宝》：清末民国间奉天府盖平县（今辽宁盖州）人王有衡著。王有衡，字立堂。

㉓《痘疹正治》：清末民国间奉天府盖平县（今辽宁盖州）人李荣孝著。

㉔《白喉辨微》：清末民国间奉天府盖平县（今辽宁盖州）人李荣孝著。

㉕《福幼宝筏》：清末民国间奉天府法库县（今沈阳法库县）人牟世珍（1870—1953）著。

㉖《麻疹纂要》：开原县（今辽宁开原）人王心一（1890—1968）著。

㉗《中风概要》：开原县（今辽宁开原）人王心一（1890—1968）著。

㉘《痢疾纂要》：开原县（今辽宁开原）人王心一（1890—1968）著。

㉙《妇科经纬》：开原县（今辽宁开原）人王心一（1890—1968）著。

㉚《有黄胆型肝病述古》：开原县（今辽宁开原）人王心一（1890—1968）著。

㉛《肝病集今》：开原县（今辽宁开原）人王心一（1890—1968）著。

㉜《无黄胆型肝病叙我》：开原县（今辽宁开原）人王心一（1890—1968）著。

㉝《喉科讲义》：铁岭县人黄香九（1894—1985）著。

㉞《痉病研究》：开原县（今辽宁开原）人王心一（1890—1968）著。

㉟《厥之研究》：开原县（今辽宁开原）人王心一（1890—1968）著。

（9）养生。

①《居常饮馔录》：清代奉天府（今辽宁沈阳）曹寅（1658—1712）集。一卷。

史传，《八旗文经》卷五十七《作者考甲》：

曹寅，字子清，一字楝亭，号荔轩，一号雪樵，世居沈阳地方。隶汉军正白旗，工部尚书曹玺子。累官通政使、江宁织造，兼理盐政。

内容：一为宋代王灼《糖霜谱》，二、三为宋代东谿遯叟《粥品》及《粉面品》，四为元代倪瓒《泉史》，五为元代海滨逸叟《制脯鲊法》，六为明代王叔承

《酿录》，七为明代释智舷《茗笺》，八、九为明代灌畦老叟《蔬香谱》及《制蔬品法》。《四库全书总目·子部·谱录类存目》中载有此书提要，原书未见。

②《卫生指南》：民国奉天省岫岩县（今辽宁岫岩）孙成文著。孙成文，字郁双，生卒不详。

史传，《岫岩县志》卷四《人物志·艺术》：

孙成文，字郁双，世居邑城，精通医术。始于日本神户中国精神研究会，颇有心得。继由江省张青林之中西医院学习四年，复于上海医学讲习社专授内科。毕业行医数载，本历年经验所得，参用中西医药，制成神效良方十余种，有千金妇女宝、健胃消食水、止嗽清肺浆、小儿定风珠等药，治疗病症，颇有奇效。于疔毒恶疮，尤为擅长。自著《卫生指南》一编，于卫生健康之法及病后选医购药，治疗之方，皆言之甚详。

（10）医案医话医论。

①《王赓庚堂医案》：清代奉天府铁岭县（今辽宁铁岭）人王官彦著。王官彦，字赓堂。

史传，《铁岭县志》卷七《名宦志》：

王官彦，字赓堂。咸丰十一年，任督捕厅事。精医理，著有《王赓堂医案》。

②《医粹精言》：清代奉天锦州府锦县（今属辽宁锦州）人徐廷祚著。四卷，《铁如意轩医书四种》之一，成书于1896年。徐廷祚，字龄臣。

③《医医琐言》：清代奉天锦州府锦县（今属辽宁锦州）人徐廷祚著。二卷，附《续医医琐言》一卷，《铁如意轩医书四种》之四，成书于1897年。

④《医学从正论》：清末民国间奉天府（今辽宁沈阳）满洲镶黄旗人景贤（1855—?）著。一卷，《景氏医书二种》之一，成书于1923年。景贤，字仰山，哈达纳喇氏。

⑤《景氏医案》：景仰山著。一卷，《景氏医书二种》之二，成书于1923年。

⑥《古方今病》：清末民国间奉天府辽阳县（今辽宁辽阳）人胡万魁（1864—1944）著。四卷，成书于1928年。胡万魁，字星垣。

⑦《医学问答》：民国奉天省大连市（今辽宁大连）人张文熙著。一册，成书

于1943年。

⑧《续注医学三字经》：清末民国间奉天府（今辽宁沈阳）人孙廷弼著。二卷，民国六年出版。前卷注论，后卷集方，方根于论，论根于方。此书填充了陈修园《医学三字经》中缺失的内容，如温病、疳积、咳嗽等，并加入了作者的注解。

⑨《王心一治验医案》：开原县（今辽宁开原）人王心一（1890—1968）著。

（11）法医类。

①《洗冤汇编》：清代奉天锦州府广宁县（今辽宁北镇）人朗廷栋著。成书于1710年。朗廷栋，字朴斋。

②《洗冤录解未定稿》：又名《洗冤录解》，清代奉天府辽阳州（今辽宁辽阳）人姚德豫著。姚德豫，字立斋。

（12）综合类。

①《医学正传》：清代奉天府海城县（今辽宁海城）人徐象坤著。十卷。

②《医学新编》：清末奉天锦州府广宁县（今辽宁北镇）人李佩沆（又作佩珩、佩沅，今以《奉天通志》为正）著。李佩沆，字鼎臣。

史传，《台安县志》卷四《人物·文学》：

李佩沅，字鼎臣。光绪辛卯科举人，官广宁斗秤捐局总办。北洋大臣袁公重其才，委充直隶永平府知府，未接篆卒。生平识大体，不矜细行。与文林李世维、郝桂芬、李如柏、刘春烺、朱显廷诸人相善，人呼为"辽西七杰"云。所作有《医学新编》及《青梅诗集》，惜失于拳匪乱。

③《医学实在易》：清末民初奉天府（今辽宁沈阳）满洲镶黄旗人庆恕（1840—1919）著。二卷。

④《医学引阶》：清末民国间奉天府抚顺县（今辽宁抚顺）人张奎彬著。二卷，成书于1916年。张奎彬，字得珊，又作得三。

⑤《奉天医会讲义十门》：清末民国间奉天府（今辽宁沈阳）人刘润苍（1876—1947）著。一册，成书于1921年。

⑥《医学入门》：清末民国间奉天府（今辽宁沈阳）满洲镶黄旗人景仰山著。一卷，成书于1922年。

⑦《回生集》：清末民国间奉天府盖平县（今辽宁盖州）人王书森著。王书森，字芸阁。

史传，《盖平县志》卷九《人物志·方伎》：

王书森，字芸阁，邑城厢人。业儒，积学未售，从其父改习医术。悬壶三十余年，经验颇富，多所疗救。著有《回生集》。

⑧《医学衷中参西录》：清末民初著名医学大家、沈阳立达医院院长张锡纯（1860—1933）著，30卷。

⑨《经验四种》：清代奉天锦州府广宁县（今辽宁北镇）人年希尧（1671—1738）集。十二卷，成书于1725年。包括：

A. 清·梁文科原辑，年希尧增辑《集验良方》六卷。

B. 明·朱栋隆著《经验痘疹不求人方论》一卷。

C. 清·邓苑著《一草亭目科全书》一卷，附《异授眼科》一卷。

D. 明·吴有性著《瘟疫论》二卷，补遗一卷。

⑩《医学摘粹》：清末民初奉天府（今辽宁沈阳）满洲镶黄旗人庆恕（1840—1919）著。八卷，成书于1896年。包括：

A.《伤寒论十六证类方》二卷。

B.《伤寒论证辨》一卷。

C.《四诊要诀》一卷。

D.《杂证要法》三卷。

E.《本草类要》一卷。

民国五年（1916年）增订本多《伤寒论证方歌括》一卷、《杂病证方歌括》二卷、《论书诗钞》一卷。

⑪《铁如意轩医书四种》：清代奉天锦州府锦县（今属辽宁锦州）人徐廷祚著。十一卷，成书于1897年。包括：

A.《医粹精言》四卷。

B.《医意内景图说》二卷。

C.《医意》二卷。

D.《医医琐言》二卷。附《续医医琐言》一卷。

⑫《景氏医书二种》：清末民国间奉天府（今辽宁沈阳）满洲镶黄旗人景仰山（1855—?）著。二卷，成书于1923年。包括：

《医学从正论》一卷。

《景氏医案》一卷。

⑬《盖平中医传习所讲义》：成书于1931年。包括：

A.《盖平中医传习所孟宪评讲义》一册。

B.《盖平中医传习所沈祝三讲义》一册。

C.《盖平中医传习所丁少廉讲义》一册。

（13）其他类：

①《灵宝源流》：明代辽东懿州（今属辽宁阜新）人张全一著。张全一，又名君宝，号三丰。

②《张三丰太极炼丹秘诀》：明代辽东懿州（今属辽宁阜新）人张全一著。六卷。

③《奉天医学成绩录》：清末民国间奉天府（今辽宁沈阳）人孙廷弼著。二册，成书于1912年。孙廷弼，字右卿。

④《卫生大药房医理改良革弊广告》：清末民国间奉天府盖平县（今辽宁盖州）人高愈明（1861—1938）著。一卷，成书于1913年。

⑤《性理疗病征验录》：清末民国间奉天府海城县（今辽宁海城）人阎恩魁著。一册，成书于1933年。阎恩魁，字海川。

⑥《济阴慈航》：清末民国间奉天府法库县（今沈阳法库县）人牟世珍（1870—1953）著。

⑦《三法戒烟新书》：清末民国间奉天府法库县（今沈阳法库县）人牟世珍（1870—1953）著。

⑧《黄文老中医医术集》：铁岭县人黄香九（1894—1985）著。

⑨《医学辑要》：清奉天府金州厅（今大连金州）人王永江（1872—1927）著。

辽宁医籍表

类别	序号	书名（卷、册）	作者（年代、籍贯、名号）	成书年代	备注
医经类		集注难经	金代　纪天锡		
	1	素问辨难	清代　辽阳房毓琛（仲南）		
	2	黄帝内经释义	民国　开原刘景川		
	3	难经歌括	民国　开原刘景川		
	4	宝气论（一卷）	民国　海城徐象坤（厚庵）		
	5	黄帝内经知要白话解	民国　开原王心一		
	6	黄帝内经摄要	辽阳王梅庵		
伤寒类	7	伤寒论试验经	清代　锦县王思泰（畏三）		
	8	伤寒论十六证类方（二卷）	清代　奉天庆恕（云阁）	1896	
	9	伤寒论证辨（一卷）	清代　奉天庆恕（云阁）	1896	
	10	张仲景伤寒论正解（一卷）	民国　义州吴景玉（子珍）	1912	
	11	伤寒论证方歌括（一卷）	民国　奉天庆恕，郭振镛	1916	
	12	伤寒论溯源详解（八卷）	民国　盖平高学良（愈明）	1917	
	13	伤寒论指要	民国　奉天刘润苍（景素）	1935	
	14	伤寒论评释	民国　海城阎德润（东里）	1936	
	15	伤寒论近言	清代　辽阳州牧何梦瑶		
	16	伤寒论注解	辽阳王梅庵		
医理类	17	医意内景图说（二卷）	清代　锦县徐廷祚（龄臣）	1896	
	18	病理学（一卷）	清代　义州赵祖襄		
	19	病理问答（一册）	清代　义州赵祖襄		
	20	六淫溯源	民国　盖平高学良（愈明）		
	21	医理探源	民国　盖平孟宪评（于衡）		
	22	中医说约	辽阳王梅庵		

续表

类别	序号	书名（卷、册）	作者（年代、籍贯、名号）	成书年代	备注
温病类	23	温病论	清代　海城杨喜霖（雨亭）		
	24	毒疫问答（一册）	清代　盖平高学良（愈明）	1910	
	25	温病条辨歌括	民国　海城王寅生（耀东）		
	26	温疫浅论	民国　盖平张志文（蔚堂）		
	27	温病疫病温疹革弊问答（一卷）	民国　盖平高学良（愈明）	1913	
	28	温病说略（一册）	民国　盖平高学良（愈明）	1916	
	29	时灾预言（一册）	民国　盖平高学良（愈明）	1919	
	30	秋疫答问	民国　盖平高学良（愈明）		
	31	温病溯源	民国　盖平高学良（愈明）		
	32	新撰时灾	民国　盖平高学良（愈明）		
	33	救时浅说	民国　奉天庆恕、开原康济民	1925	
	34	温疹溯源（四卷）	民国　盖平高学良（愈明）		
	35	瘟疹论	民国　开原王心一（恒可）		
诊断类	36	四诊要诀（一卷）	清代　奉天庆恕（云阁）	1896	
	37	诊断学（一卷）	清代　义州赵祖襄		
	38	脉学歌括	民国　海城王寅生（耀东）		
	39	脉理溯源（一册）	民国　盖平高学良（愈明）	1915	
	40	初等诊断学（二卷）	民国　奉天刘润苍（景素）	1927	
	41	盖平中医传习所沈祝三讲义（一册）	民国　盖平沈启甫（祝三）	1931	
	42	四诊韵语	清代　辽阳州牧何梦瑶		
	43	脉里抉微	民国　奉天刘润苍（景素）		
针灸经脉类	44	十二经脉汇辨	民国　海城阎德润（东里）	1938	
	45	针灸医学纲要	民国　辽阳任作田	1945	
	46	针灸吹云集	清代　辽阳州牧何梦瑶		

续表

类别	序号	书名（卷、册）	作者（年代、籍贯、名号）	成书年代	备注
本草类	47	本草韵语	清代　辽阳州牧何梦瑶		
	48	采药方	清代　开原王安（世平）		
	49	采药录	清代　开原王安（世平）		
	50	神农本草经（三卷）	清代　奉天孙冯翼（凤卿）	1799	
	51	药性歌括	清代　海城杨喜霖（雨亭）		
	52	本草类要（一卷）	清代　奉天庆恕（云阁）	1899	
	53	神农本草经大观注解	民国　盖平高学良（愈明）		
	54	神农本草经增注歌	民国　盖平高学良（愈明）		
	55	本草汇编	民国　开原刘景川		
	56	本草十三家注（三集）	民国　海城陈善华（在山）	1935	
	57	心一本草	民国　开原王心一		
方书类	58	辽东备急方（三卷）	都尉臣广上		
	59	张三丰真人仙方（一卷）	明代　懿州张全一（三丰）		
	60	医品补遗（四卷）	清代　广宁朗廷模（贞若）		
	61	集验良方（六卷）	清代　义州梁文科，广宁年希尧（偶斋）	1710	
	62	本草类方（十卷）	清代　广宁年希尧（偶斋）	1735	
	63	不药良方（二卷），续集（十卷）	清代　盖平何氏，奉天王站柱	1783	
	64	汤头会通	清代　开原王安（世平）		
	65	加减汤头歌（二卷）	清代　海城徐象坤（厚庵）		
	66	应急偏方（一册）	清代　金州王建亨（会之）		
	67	家技承经录	清代　盖平丁孝虎（肖泉）		
	68	汉药成方辑要（一册）	民国　安东汉药会	1935	
	69	汉药成方汇编（一册）	民国　奉天汉药同业公会	1941	
	70	处方灵范	民国　奉天刘润苍（景素）		
	71	追痨仙方	清代　辽阳州牧何梦瑶		
	72	神效脚气方	清代　辽阳州牧何梦瑶		
	73	乐只堂汤头歌诀	清代　辽阳州牧何梦瑶		
	74	成方启新	民国　开原王心一		
	75	方书选粹	清代　金州王永江		
	76	耶律庶成方脉书	辽代　耶律庶成（喜隐）		

续表

类别	序号	书名（卷、册）	作者（年代、籍贯、名号）	成书年代	备注
临证各科	77	医碥	清代　辽阳州牧何梦瑶	1751	
	78	三科辑要	清代　辽阳州牧何梦瑶		
	79	杂证要法（三卷）	清代　奉天庆恕（云阁）	1896	
	80	杂病证方歌括（二卷）	清代　奉天庆恕、郭振镛	1916	
	81	杂病歌括	民国　海城王寅生（耀东）		
	82	灵兰真传	民国　盖平高学良（愈明）		
	83	咳症论	民国　盖平高学良（愈明）		
	84	头痛分类	民国　盖平高学良（愈明）		
	85	医学辨证录	民国　海城陈善华（在山）	1927	
	86	救劳辨误（二卷）	民国　奉天牟世珍（聘三）		
	87	盖平中医传习所孟宪评讲义（一册）	民国　孟宪评（子衡）	1931	
	88	医意（二卷）	清代　锦县徐廷祚（龄臣）	1896	
	89	济阴全生集（三卷）	清代　铁岭刘起运（泰来）	1773	
	90	重刻妇科金鉴分类歌括	民国　海城王寅生（耀东）		
	91	济阴奇文	民国　盖平王有衡（立堂）		
	92	妇科维新	民国　盖平高学良（愈明）		
	93	妇科精蕴	民国　盖平张培芝（仙圃）		
	94	女科宗要	民国　盖平李荣孝（显庭）		
	95	女科续编（一册）	民国　盖平沈启甫（祝三）	1931	
	96	痘科扼要（一卷）	清代　锦州陈奇生	1755	
	97	痘治法（十卷）	清代　新民怀训（绍伊）		
	98	活幼至宝	民国　盖平王有衡（立堂）		
	99	痘疹正治	民国　盖平李荣孝（显庭）		
	100	白喉辨微	民国　盖平李荣孝（显庭）		
	101	福幼宝筏	民国　奉天牟世珍（聘三）		
	102	麻疹纂要	民国　开原王心一	1897	
	103	中风概要	民国　开原王心一	1896	
	104	痢疾纂要	民国　开原王心一	1897	
	105	妇科经纬	民国　开原王心一		
	106	有黄胆型肝病述古	民国　开原王心一		
	107	肝病集今	民国　开原王心一		
	108	无黄胆型肝病叙我	民国　开原王心一		
	109	喉科讲义	铁岭黄香久		
	110	痉病研究	民国　开原王心一		
	111	厥之研究	民国　开原王心一		

续表

类别	序号	书名 （卷、册）	作者 （年代、籍贯、名号）	成书年代	备注
养生类	112	居常饮撰录（一卷）	清代　奉天曹寅（楝亭）		
	113	卫生指南	民国　岫岩孙成文（郁双）		
医案医话医论	114	王赓堂医案	清代　铁岭王官彦（赓堂）		
	115	医粹精言（四卷）	清代　锦县徐廷祚（龄臣）	1896	
	116	医医琐言（二卷） 续医医琐言（一卷）	清代　锦县徐廷祚（龄臣）	1897	
	117	医学从正论（一卷）	民国　奉天景贤（仰山）	1923	
	118	景氏医案	民国　奉天景贤（仰山）	1923	
	119	古方今病（四卷）	民国　辽阳胡万魁（星垣）	1928	
	120	医学问答（一册）	民国　大连张文熙	1943	
	121	王心一治验医案	民国　开原王心一		
	122	续注医学三字经	民国　奉天孙廷弼（右卿）		
法医类	123	洗冤汇编	清代　广宁朗廷栋（朴斋）	1710	
	124	洗冤录解未定稿（一卷）	清代　辽阳姚德豫（立斋）	1832	
综合类	125	医学正传（十卷）	清代　海城徐象坤（厚庵）		
	126	医学新编	清代　广宁李佩沆（鼎臣）		
	127	医学实在易（二卷）	民国　奉天庆恕（云阁）		
	128	医学引阶（二卷）	民国　抚顺张奎彬（得珊）	1916	
	129	奉天医会讲义十门（一册）	民国　奉天刘润苍（景素）	1921	
	130	医学入门（一卷）	民国　奉天景贤（仰山）	1922	
	131	回生集	民国　盖平王书森（芸阁）		
	132	医学衷中参西录	民国　立达医院院长张锡纯		
	133	经验四种（十二卷）	清代　广宁年希尧（偶斋）	1725	
	134	医学摘粹（八卷）	清代　奉天庆恕（云阁）	1896	
	135	铁如意轩医书四种（十一卷）	清代　锦县徐廷祚（龄臣）	1897	
	136	景氏医书二种（二卷）	民国　奉天景贤（仰山）	1923	
	137	盖平中医传习所讲义（三种）	民国　盖平李荣孝（显庭）	1931	

续表

类别	序号	书名（卷、册）	作者（年代、籍贯、名号）	成书年代	备注
其他类	138	灵宝源流	明代　懿州张全一（三丰）		
	139	张三丰太极炼丹秘诀（六卷）	明代　懿州张全一（三丰）		
	140	奉天医学成绩录（二册）	民国　奉天孙廷弼（右卿）	1912	
	141	卫生大药房医理改良革弊广告（一卷）	民国　盖平高学良（愈明）	1913	
	142	性理疗病征验录（一册）	民国　海城阎恩魁（海川）	1933	
	143	济阴慈航	民国　奉天牟世珍（聘三）		
	144	三法戒烟新书	民国　奉天牟世珍（聘三）		
	145	医学辑要	清代　金州王永江		
	146	黄文老中医医术集	铁岭黄香九		

药铺、药店及自制药

由于医药业的发展，药铺、药店随之而生，出现了专门经营中药材的药铺。神宗万历年间（1573—1619 年），辽宁地区最早的药铺——永和会药铺（即老广生堂）在沈阳城开业，民间传有“先有广生堂，后有沈阳城”之说。清嘉庆年间（1796—1820 年）以后，万育堂、宝和堂、天益堂陆续开张，药店多至五六十家。广生堂和这三家的规模较大，药品齐全，业务发达，称为药业中的“四大家”。

锦州经营中药的历史源远流长，已有 400 多年的历史。仅就清道光三年（1823 年）到民国六年（1917 年）的 94 年间，在锦州旧城内就先后有 65 家私人经营中药店堂，其形式均是前店后厂。前店经营中药材、中成药批发、零售商业业务；后面设作坊，自制丸、散、膏、丹、片、酒、露类成药，炮制中药饮片，设有专业的中药生产厂。据已查到的县（府）志记载最早的是北镇县广兴号，明代隆庆年间（1567—1572 年）研制的跌打损伤良药“三黄宝蜡丸”，工艺独特，疗效显著。创建于清康熙五十一年（1712 年）的锦州大德堂药房，自制的“苏合丸”“桂心丸”“再造丸”等中成药，由于精选材料，配制考究，在成药市场上有较好声誉。

营口地区咸春堂建于1850年，因此年为咸丰元年，故称咸春堂；宝和堂建于光绪年间；天福堂前身同春堂亦建于光绪年间（后因增加股东，改称天福堂）。

丹东原名安东，于光绪二年（1876年）设治，地临鸭绿江岸，原名沙河镇。光绪二十九年（1903年）开为商埠，工业、农业、商业都出现了一个较快发展的势头。丹东开设中药商店最早的是永合祥，光绪二十年（1894年）开业，又有和发礼、志和增、德泰益、广兴成、新盛隆等药店相继开张，虽然资金不多，经营范围不大，但有创业精神，生意兴隆，年有赢利。第一次世界大战时期，是民族工商业的一个大发展时期。1915年，山东黄县的老天祥来安东设立分号，叫天祥福（1926年改为老天祥）；1919年大孤山的大生东也来安东设分号，安东的中药业如雨后春笋，相继而生。

辽宁各地药店各有特色，然成功者无不精选材料，所售药物都是质量上乘、药力强、效果好者。如天益堂在采购药物中牢记“买优不买劣、买高不买低”的原则。天益堂采取两种措施，直接进货和函电购货。为了直接进货，派出三路人马，一到本市药材代理店采购本地山货药材和柜台收购各种药材，二前往营口“公积久”药楼，三前往天津“通济元”药楼，主要采购关内，特别是川广云贵药材和进口药材。为了弥补三路人马之不足，通过函电向国外和国内其他地方的产家购买名牌药品，如向美国纽约购买野山花旗参，向上海购买雷允上六神丸，向山西太谷县广升远购买定坤丹、龟龄集。各种生药饮片也必选质量上乘者。因此有很多生产的中成药成为闻名于世的名牌产品，如主治高热、神昏谵语、惊厥抽搐的“牛黄安宫丸”“牛黄安宫散”，主治中风不语、半身不遂、口眼㖞斜、手足痉挛的“回天再造丸”，主治中风痰厥、冠心病的“苏合香丸”，主治膝腿疼痛的“大活络丹”，主治心火内盛、痰热望塞、神志昏迷、心胸烦热不安的“牛黄清心丸”，主治中风、痰迷心窍引起的牙关紧闭、痰涎壅盛、霍乱吐泻、小儿惊风等症的“卫生宝”和“卫生散”，主治风寒湿痹引起的筋骨疼痛、半身不遂、四肢麻木、跌打损伤等症的“虎骨熊油膏”，主治风寒湿痹引起的筋骨疼痛、四肢麻木、腰背疼痛的“参茸虎骨酒”等。其他各地药店也各有所长。如营口咸春堂的阿胶，煎制得法、质地优良，当时誉满东北、声达江浙，传留到现在仍为营口市中药厂的名牌产品之一，畅销国内外。又如品药山场，药店不大，独家生产一个品种“坤灵膏”，为内服膏剂，服用方便，效果显著，为妇科之良药，深受广大妇女欢迎。宝和堂的产品“再造丸”“参茸虎骨膏”和“虎骨熊油膏”，曾参加世界巴拿马赛会，被评为最佳产品，荣获金质奖章。其他如妙天福堂的“参茸虎骨酒”，疗效可靠、装潢精美，“海马追风膏”亦为当时的著名产品。丹东各药房生产的药品较有声望的有“参茸虎骨花蛇酒”“虎骨酒”“参茸再造丸”“牛黄清宫丹”“苏合香丸”“虎骨熊油膏”“雪梨膏”等二十多种，畅销全国及朝鲜。

中药集散地——营口

自1861年开港以后，由于营口位于辽河入海处，为退海之地，紧濒渤海辽东湾，地理位置优越，为清代东北唯一的水旱码头，辽河中帆船桅杆林立，轮船往来如织。据史料记载，清同治年间春夏秋之际，在辽河流域，烟台、威海、石岛、青岛、天津、宁波、汕头、厦门、香港、台湾和英国、日本等地区，国家的大木帆船、轮舱，航海沿河而来，累计一年达4万多艘。到了冬季，辽河冰封，东北境内则以大车运输，南来北往，络绎于途，一派繁荣景象。中药商业就是在这种形势下兴盛起来。当年开港时，牛口为外国人所熟知。香港中药商至今对辽宁产的防风称作“牛口防风”，其名气之大、影响之深于此可见一斑。中药贸易在1937年卢沟桥事变之前比较繁荣，营口港吞吐中药量相当大。东三省输往关里各地（包括京、直、晋、鲁、豫、苏、浙、申、川、广、闽、潮、港澳及日本、朝鲜、印度、太平洋沿岸一些国家，以下简称关里各地）的药材据不完全统计年平均总量为873万千克，其中人参为20.7万千克，价值关东白银851 745两。据史料载，当年营口西大街有160余家药行，从业人员近6 000名，店铺鳞次栉比，华人洋人车来货往，络绎不绝，一派繁荣景象。时人皆知的一句话是“药不到营口不成规矩”。

全国中药有十三帮会，东三省总称“关东帮”，是个大帮，以营口为帮会首，网络东三省中药行业近千户。关东帮中药购销数量根大，举祁州庙会为例，关东帮参加庙会的规模居十三帮之首，不下四五百户，声势浩大。赶会的梭镖大车络绎不绝，数里长队进入祁州，当地百姓称之为“关东大军”。每届庙会（尤以冬季为盛）购买的南药（关里产在内）几乎占庙会到货的一半，品种数量难以悉数，届届居首。运到庙会的关东药材品种较多，数量较大，平均每年不下 135 万千克。营口中药业因经营形式不同，可分为以下几类：

（1）药店零售。药店零售是中药业的基础，即普通药店，如上文所提到的咸春堂等。

（2）药材批发。药材批发是指专事药材批发的行业，当时营口市药材批发商有 30 余家，其中天福堂、魁记号、公裕号、宝安堂、公和栈等几家除经营药材批发外，还兼营药材进口，它们在香港、上海、天津等地都有驻地人员。无论国内外产的药材都能直接进口，尤其是珍贵药材，品类齐全，进口量比较大，每年可输入药材近 30 万吨。

（3）山货栈。东北地区土地肥沃，资源丰富，出产大量的土特产，而以药材为大宗，其中如人参、鹿茸、麻黄、杏仁、甘草等有百余种，这些都统称山货。山货栈，即指山货聚集的货栈，由于其经营品种大部分为药材，而又与药材批发业关系密切，故亦属药材业的一行。但只经营土产药材，不经营其他药材。

（4）饮片加工。饮片，是指经过加工，能付诸临床应用的药品。这里所说的饮片加工，是指将生整药材制成片段的一个行业。当时营口饮片加工业约有 20 家，还有一部分没有门市的家眷铺，从业人员有 200 多人，加工品种在 300 种上下。本行业虽然资金不多，但周转很快，也出现了兴旺的景象。

然而，自 1931 年“九一八”事变之后，日寇占领东北，致使辽宁的中药业受到极大的影响。由于日寇的侵占使山海关卡死，陆路不通，中药只能由营口走海路进出。1937 年卢沟桥事变，营口商埠进出口货物受到极大限制，日本制定的一系列政策，对中药业都是一种扼杀。此时，营口药业还能勉强维持，仍有中药业 90 余家。1941 年实行通过考试发汉医许可证方能行医，以此限制中医开诊。后来又强制成立“满蒙汉药株式会社”，对常用的川当归、川芎、怀生地黄、川厚朴、广砂仁、广木香、川木瓜、栀子、川楝子、川杜仲、云三七等药材，实行经济封锁，不许从川、广、云、贵等主要中药产区进货。对东三省和关里药材实行“汉药组合”统一配给，不过量极小，杯水车薪，无济于事，又从日本和间岛（今延边）运进洋当归、洋川芎、洋砂仁、洋生地黄、洋厚朴、洋木瓜等取而代之，质量效果相差极大。中药商如自家想从关里进药，必须用重金买到官方的许可证方能进货，否则按“经济犯”论罪。1942 年营口有 10 多家中药商以“经济相杀罪”被传审，震动很大。因之东三省药材收购量大大减少，关里药材除了偷运一点几乎不见。1942 年 7 月 25 日，伪政府又下了“物价停止令”，实行所谓公定价（即喧嚣一时的“7. 25”公定价），规定按“停字”“自字”等 4 种价定价，中药按“自字”，营口都按批发价自报，沈阳按零售价自报。不久伪政府又下所谓公宁价之令，营口不分什么商户只准按自报价卖，批发商、零售商都坐地赔钱。因此，外地客户都回原籍或者移居上海、天津等地。到 1945 年 8 月 15 日，日本宣布无条件投降时，在营口工商业的外籍人和外乡人绝大部分回了原籍。二十多万人口的营口只剩下八万人了。营口的中药业受到致命打击，不复为中药集散地。

其他药店亦受影响巨大，天益堂从年收入 8 万元降为 5 万元，不过是勉强收回成本，在当时算是经营得法，才能勉强度日。不仅如此，日伪统治者往往以所谓“经济犯”“思想犯”等罪名，对药店经理发难，老天祥经理梁甘庭就因所谓“经济犯”罪名，被关押在警察厅达八九个月之久，受尽勒索折磨。1936 年，天成祥股东孔子范被日本宪兵队以“反满抗日”的“思想犯”罪名逮捕，关押一年之久，受尽凌辱，1937 年在安东宪兵队被枪杀。抚顺杜记膏药店，独家生产的“独角膏”须用香油调配，日寇和伪满警察破门而入时发现香油和大米饭，就以“经济犯”的罪名将其店主带走，在宪兵队押了 50 天，店被查封停业数月之久，最后罚一大笔款，膏药店停业。

至 1948 年东北全境解放，百废俱兴，各地中药业逐渐复苏，各地药店逐渐恢复元气，现今天益堂、咸春堂等百年老店依然屹立不倒，以信誉和质量享誉全国。

历史人物

直鲁古

直鲁古（915—1004），辽国吐谷浑人。

早年辽太祖攻破吐谷浑，一个吐谷浑骑士在逃亡途中将一个口袋弃之，而后向这个口袋射箭，不中而去。后辽国追兵打开口袋一看，里面竟是一个婴儿，这个婴儿就是直鲁古。辽国人问俘虏其中缘故，才知射箭的人是婴儿的父亲。直鲁古家世代行医，他的父亲医术高超，即便刚看到的患者，也能探查出具体的病因和病症。其父不想儿子被人所得，便想杀了儿子。

辽兵将这个孩子献给辽太祖，淳钦皇后述律平收养了他。长大后，直鲁古也善行医，专事针灸。辽太宗时，直鲁古成为太医，曾撰《脉诀》《针灸书》行于世。

义宗倍

义宗倍（899—937），姓耶律，汉文名倍，契丹文名图欲（或作突欲、托云等）。辽宁沈州（今沈阳）人。据《辽史》记载，倍为太祖长子，母淳钦皇后萧氏。神册元年（916年）春，立为皇太子，东丹国国王。

倍在医巫闾山顶的望海堂藏有万卷书，其中有大量的善本医书。《新五代史·四夷附录》云："枢密使赵延寿每假其异书、医经，皆中国所无者。"通阴阳，知音律，精医药砭焫之术。精通辽、汉文，译《阴符经》。

耶律达鲁

耶律达鲁又名耶律敌鲁（1165—1220），字撒不碗，辽宁沈州（今沈阳）人，金元契丹族。其先本五院之族，初仕金为北边千户。

崇庆元年（1212年）与耶的等起兵抗金，率众十余万，自任都元帅，与蒙古按陈那颜会盟于金山，败金将胡沙虎。次年称辽王，设丞相、尚书等官署。贞祐元年（1213年），建都咸平（今辽宁开原），号中京，屡败金军。二年，破东京（今辽宁辽阳），与其子薛阇奉重金入觐成吉思汗，仍封辽王。后其丞相耶厮不等不服，屯兵拒之。四年，引蒙古、契丹军次第平定。死后其妻姚氏领其众七年，子薛闻袭爵。

耶律达鲁精于医学，观察形色就能知道病因。即使不诊候，仍有十全功。统和初年，为大丞相韩德让所推荐，官至节度使。早年，枢密使耶律斜轸妻有沉疴久治不愈，换了几个医生都不能治。耶律达鲁查病情后说其乃心有蓄热，不是药石治得了的，当用精神治疗法。因她耳聋，用嘈杂刺耳的声音刺激她，以泄其毒就行了。于是命令在她面前大声击钲鼓。次日果真疯了，叫呼怒骂，力极而止，病好了。耶律达鲁治法多此类，在当时往往令人不能理解。

耶律达勒达

耶律达勒达又名耶律迭里特，字海邻，耶律辖底子，辽宁沈州人，生卒年不详。

耶律达勒达有膂力，擅长驰射，马蹶不仆。耶律达勒达对医术也颇有研究，“视人疾，若隔纱睹物，莫不悉见”。

据《辽史·列传第四十二·耶律迭里特》载：会帝（太祖）在潜，已加眷遇，及即位，拜迭剌部夷离。太祖曾想用鹿肉制成酱醒酒，因为山林中有野鹿，问能取者。耶律达勒达曰：“臣能得之。”乘内厩马逐鹿，射其一。欲复射，马跌而毙。耶律达勒达跃而前，弓犹不弛，复获其一。帝欢甚曰：“吾弟万人敌!”

辽太祖患心痛，召耶律达勒达视之。耶律达勒达曰：“膏肓有瘀血如弹丸，然药不能及，必针而后愈。”施针，呕出瘀血，病愈。太祖厚礼之。然太祖知其为人，未尝任以职。后从剌葛谋夺王位，与其父耶律辖底俱被缢杀之。

耶律庶成

耶律庶成，字喜隐，小字陈六，辽国人，季父房之后，生卒年不详。其父吴九，检校太师。耶律庶成幼年好学，读书过目不忘。善辽、汉文字，尤工于诗。辽重熙元年（1032 年），补牌印郎君，累迁枢密直学士。与萧韩家奴共同撰写了《四时逸乐赋》，帝常对其赞赏有加。

最初契丹医人很少知道切脉审药是什么，于是皇帝命耶律庶成著《译方脉书》行于世，从此人皆通习，虽诸部族亦知医事。耶律庶成善于文笔，不仅编撰医学方书，还参决朝廷异议。耶律庶成带领林牙萧韩家奴等人撰写了《实录》及《礼书》，与枢密副使萧德修订法令。

张子厚

张子厚字号不详，生卒不详，金代沈州（今沈阳）人。据《奉天通志》记载，子厚本出辽东乌库族，金并乌库族，迁之隆安。祖某官洛水。子厚略通经史，工书翰，医学过人。

张玄素

张玄素（？—664）字子真，金代沈州（今沈阳）人。祖祐，父匡，仕辽至节度使。玄素初以荫得官。高永昌据辽阳，玄素在其中，后降金。玄素厚而刚毅，人人敬畏他。他常常用片纸署字其上治疟疾，辄愈，人皆异之，年84卒。

耶律楚材

耶律楚材（1190—1244）字晋卿，号湛然居士，元代沈阳路（今沈阳）人。辽东丹王突欲八世孙。父履，以学行事金世宗，特见亲任，终尚书右丞。耶律楚材生3岁而孤，母杨氏教之学。及长，博极全书，旁通天文、地理、律历、术数及释老、医卜之说，下笔为文，若宿构者。丙戌年（1166年）冬，从下灵武，诸将军争取子女金帛，耶律楚材独收遗书及大黄药材。既而士卒病疫，得大黄辄愈。

耶律楚材为相二十年，正色立朝，不避权势，每陈国家利病，生民休戚，辞色恳切。后因不满温都尔哈玛尔专权用事，皇后不悦，耶律楚材愤悒而卒。

觉罗伊桑阿

觉罗伊桑阿，清代奉天府（今辽宁沈阳）人，蒙古族，生卒年不详。

觉罗伊桑阿精通医学理论，尤善骨伤外科，医名远扬。乾隆中以正骨起家。

《清史稿》五〇二卷载："伊桑阿，乾隆中以正骨起家，至巨富。其授徒法，削笔管为数段，包以纸，摩挲之，使其节节皆接合，如未断者然，乃如法接骨，皆奏效。故选上三旗士卒之明骨法者，每旗十人，隶上驷院，名蒙古医士。凡禁庭执事人有跌损者，命医治，限日报痊，逾期则惩治之。

侍郎齐召南坠马，伤头，脑出。蒙古医士以牛脬蒙其头，其创之愈。时有秘方，能立奏效，觉罗伊桑阿还为蒙医外科培养了许多正骨医生，促进了蒙古传统医学在其他民族医学中的影响。

李振翮

李振翮，字凌霄，别号云路，清代奉天府（今辽宁沈阳）人，原籍山东黄县。业儒通医术。光绪初年（1875 年）来辽阳，寓居城西公什屯，行医三十年，得药资有余，就做慈善事。村东有南北河沟一道，李振翮独力捐资，创建石桥一座，乡人立碑，名曰"云路桥"。

孙冯翼

孙冯翼，字凤卿，一名肜，生卒年不详，清代奉天府（今辽宁沈阳）人。孙冯翼通医理，于嘉庆四年（1799 年）同孙星衍一起，取材于宋唐慎微的《经史证类备急本草》一书，参证《太平御览》《艺文类聚》《初学记》《后汉书注》《事类赋》等书，辑成《神农本草经》三卷，刻入《问经堂丛书》。现存该版本和光绪三十二年（1906 年）善成堂刻本。此书特点是在每条经文之后，引列有关诸说，并加按语，内容翔实，为诸辑本之冠，是本草学研究重要参考文献，新中国成立后已两次再版。

曹寅

曹寅（1658—1712），字子清，号荔轩，古籍辽阳，迁沈阳，一生校刊古书甚精，善诗词歌赋，深受康熙帝赏识，晚年酷爱医学，尤其在养生、食疗等方面颇有成就，著《居常饮馔录》。

年希尧

年希尧（1671—1738），字允恭，号偶斋主人，清代广宁（今辽宁北镇）人。原籍安徽怀远，后改隶汉军镶黄旗。据安徽怀远县年氏宗谱记载，其原籍安徽怀远火庙北年家庄牛王殿，明末迁安徽怀远西南胡疃寺（今胡疃寺），清顺治年间又移安徽凤阳年家岗，后又迁居广宁，入汉军镶黄旗，其父遐龄，其弟羹尧，皆为清廷命宫，其妹世宗时贵妃。累官广东巡抚，工部右侍郎，雍正四年（1726年）授内务府总管，管理淮安板闸关税务，十三年（1735年）削职。年氏确切生卒年代史未见记载，今据《年羹尧生年考实》，推断应生于康熙十年（1671年），卒年于乾隆三年（1738年），终年67岁。

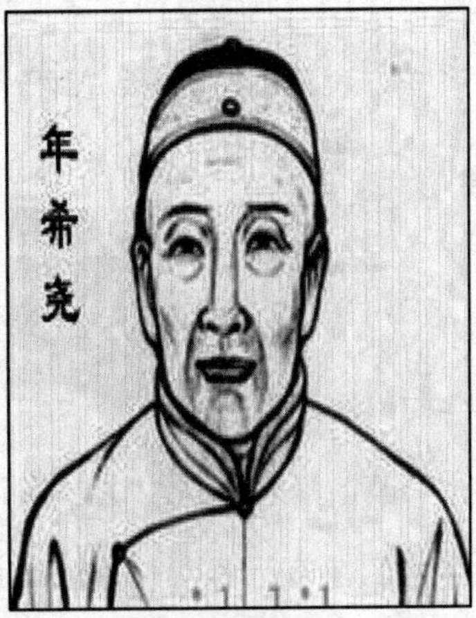

年希尧画像

年氏于康熙六十一年（1722年）任广东巡抚，在行公事之余，年氏喜好博览群书。而尤其喜欢熟读医药良方，其耳目所睹记，友朋所传说，遂一一记载下来。闲暇之余，偶遇病患之人，年氏便用其所记载之良方治疗疾病，常获得良好的疗效，如是者三十年矣。

雍正元年（1723年）春，年氏游历很多地方，多以山地丘陵居多，当地往往土地卑湿，山川郁蒸。居斯土者往往以疾是虑。廷尉梁质适察是邦，因惠年氏《集验良方》三卷。年氏取而读之，见其论病则抉夫源，用药则予正，凡病皆有方，方皆已验。雍正二年，年氏检集旧残，恐其久而零落也。因合梁君之书并而梓之，名曰《年氏集验良方》，该书又名《集验良方》，凡六卷，属于验方汇编性质，刊于1724年。全书分为养生、急治、中风、预防中风、伤寒论、感冒等五十余类。所选皆为经验良方，较切临床实用。其中养生、伤寒论、感冒、类中等均附以简短的医论，是一部很有实用价值的临床参考书。又有《经验四种》本。

年氏对本草也颇有研究，雍正十三年（1735年），在出任江苏巡抚时，他将李时珍《本草纲目》中的附方分类，编辑而成《本草类方》一书。全书体例以天干排列为十卷，分为诸风、痉风、项强、癫痫、卒厥、内、外、妇、儿科诸病等，一百一十三类。每类均分列病症及其所用的方药。

年氏一生著述甚多，除了上述两部书以外，还为医书《异授眼科》《食宪鸿秘》作序。其他方面有《面体比例便览》《视学》《测算刀圭》《对数广运》《万数平立方表》《算法纂要总纲》《五方元音》等书。

鲁瑞

鲁瑞（1719—1795），清代锦州府（今辽宁锦西县）人，居城北孟家屯，乾隆年间以医术闻名。

其治疗之法，往往以诙谐出之，疗验如神，常创立奇方，故常有人称其为“半仙”。有记载，一日鲁瑞出行，遇数人耕作于田间，其中有人卧滚至垄中，诡言得疾，鲁瑞就地视之，曰：“食甫毕而伏地，回旋肠已断矣，死将至。”须臾，果气绝。其奇异多如此，父老至今犹传为奇谈。

墨尔根绰尔济

墨尔根绰尔济全称阿尤什·墨尔根绰尔济·呼图克图，约生于乾隆十五年（1750年），清代盛京（今辽宁省阜新蒙古族自治县）人，蒙古族，清初名医，卒年不详。

墨尔根绰尔济自幼努力学习蒙文，稍长，便修习蒙古医学。在全面掌握传统蒙医学的基础上，提升了蒙医传统正骨、治伤外科的治疗水平，使这项技术在蒙医学中更为突出，从而做出了卓越的贡献。在《清史稿》人物传中，排名首位。《盛京通志》载其“精通医学”。

墨尔根绰尔济善医外伤，对治疗骨伤有传统的独特秘方。对于关节僵直，他经常采用类似现代推拿的治疗方法。为上驷院培养医士，专门为宫廷执事人员医治跌打损伤。有一次，白旗先锋鄂硕在战场上被流箭射中，其箭镞深刺，不能拔出，正在奄奄一息之际，墨尔根绰尔济赶到，立即先行麻醉，后做外科手术将箭镞取出，敷药消炎，口服药物，很快就转危为安，经调养恢复了健康。又一次，清军都统武拜在一次战事中，闯入敌阵，被敌包围，身中30多箭，当时落马，人事不省，昏厥过去，全体将士力退围攻之敌，将武拜都统救回。武拜都统是瓜尔佳氏，满洲正白旗人，乌哩堪之长子。初任佐领之职。从军后，跟随努尔哈赤东征西战，勇猛过人，在灭掉叶赫部的战斗中立下汗马功劳，努尔哈赤爱其才，授以前锋统领之职，在这次战役中负伤严重，特请墨尔根绰尔济医治，墨尔根绰尔济在战场上立即采取蒙古医生古老的传统疗法加以治疗，即剖开白骆驼之腹，将生命垂危的武拜置于骆驼热腹之中，待其苏醒之后，取出诸多箭镞，敷其良药，未久使其痊愈。

墨尔根绰尔济对关节拘挛的患者亦用既奇妙又普通的疗法治愈。当时清军黄冠、苗君稷等，因被摔伤，臂膀僵直，不能动弹而无法劳动。墨尔根绰尔济医治他们采用蒸和按摩之法，用热汽蒸其关节，通络运血，再用木槌轻敲缓叩，轻按揉摩，使其筋骨逐渐舒展，使肘关节活动自如。在古老的年代，其疗法既经济又简便，不失为是一种好的疗法，这只是一种一般小技而已，更重要的是在一定历史环境条件下，以丰富的临床经验，施展外科手术，敷用和口服止血消炎的治疗外伤的药物，使病伤者痊愈。如此熟练、高超的正骨、理疗技术，才是最关键、最根本的疗法。

《盛京通志》记载“绰尔济墨尔根起死回生不计其数”，因此，时人称他为“当代的华佗”。后来，清代称创伤骨科医士为“蒙古医士”。17世纪上半叶，墨尔根绰尔济曾把他的特效医术传到内地，为广大满蒙八旗士兵所掌握。

王思泰

王思泰，字畏三，清代锦州府（今辽宁锦西县）人，居城东南王家屯，生卒年不详。

清道光年间（1821—1850年）时任太医院八品吏目。精研医理，立方不拘汤头，随病加减，多有奇效。著有《伤寒论试验经》，风行一时。其徒孙凤仪，衣钵相传，亦以医术闻乡里。

庆恕

庆恕（1840—1919），字云阁，今辽宁抚顺人，萨克达氏，满洲镶黄旗人。

清朝道光二十年（1840 年），庆恕生于辽宁抚顺一个满洲贵族家庭。他自幼聪颖，喜读书，受母亲影响，喜好中医。庆恕 20 岁时，其母因被医生误诊而死亡，庆恕受到震动，因思为人子者不可不知医，乃始读医书，涉猎十余载，打下基础。同治九年（1870 年），庆恕中举人。光绪二年（1876 年）中进士，授户部主事。后晋郎中，光绪二十二年（1896 年）京官考核为一等，任凉州知府。在从政期间，庆恕坚持不懈，刻苦钻研《内经》《伤寒论》等经典著作，尤宗徐灵胎、陈修园、高士宗、张隐庵、黄元御诸名家之说，博采其精华，积三十余年之心得，编成《医学摘粹》，并于 1896 年于北京出版，又于 1897 年、1913 年、1915 年、1916 年在凉州、奉天等地再版 4 次。该书对中医学术多有发挥，流传甚广，且被奉天等地选为中医教材，为后世所推重。

光绪三十年（1904 年），庆恕任西宁办事大臣，不久转任青海办事长官，1912 年民国成立后旋即被解职。庆恕居官三十余年，政绩卓著，且清廉自持，家无多资，幸赖同乡、同仁资助，1917 年，他自西宁回到奉天（今沈阳），此后以行医为生。后来曾被张奎彬聘为中国医学研究所名誉所长，教学、临床两者俱佳。

其重要著作《医学摘粹》包括《伤寒论十六证类方》《伤寒论证辨》《四诊要诀》《杂证要法》《本草类要》五种。现存几种清刻本及 1913 年铅印本。除《医学摘粹》外，还著有《医学实在易》《养正山房诗文集》《讲武要法》《三字心法》《大学衍义约旨》等书。

王安

王安，字世平，清代辽宁省开原县庆云堡西孤家子人，享年 70 岁，具体生卒年不详。

王安年少家贫，无力读书，又患足疾需扶杖而行，由于聪颖敏悟，当地塾师爱其才，收为学生，不仅免收学费，并供其饮食。史书典籍过目成诵，后随师学习中医中药，并精通针灸，学成后，以医药为业。行医于开原、法库、沈阳之间，由于医德好，加上肯于钻研，深受群众欢迎，当时颇有名气，但因读书较少，对深奥医书往往不解其意，对此常引为憾事。他表示儿孙辈必先读书后行医，以避免不能深入钻研经典医学著作。编有《汤头会通》等方书，制有牛黄丸、太公丸、紫霞丹、黑龙丹、玄羊散、保元丹、古铜散、清肺散等药。所制丸散，服者应手奏效。

同治元年（1862 年）移药店于法库，正值瘟疫流行，遭传染者，相继死亡，王氏施舍太公丸、保元丹等药，救治了很多患者，求药者日不暇给。王安另对中药异名、植物形态研究较深，根据多年实践经验，著有《采药方》一书，书中对草药异名及功效进行了详细介绍。赵学敏所著《本草纲目拾遗》就引《采药方》十余条（见金钗草、金钟荷叶条）。该书虽以"方"名书，实际上是一部本草著作。另撰《采药录》详述其植物药形态，对中药采收在当时起到了一定作用，赵学敏又引《采药录》数条内容（见老君须、鬼扇草、鲇鱼须等药下）。

同治五年（1866 年），盗贼抢掠法库县，由王安的祈求，商民免遭祸者数十百家，随家境稍裕，乐善不倦，有贫苦者常予周济，直至晚年。晚年用业医收入，置买农田七八垧，并于本村修住房一栋，后因辽河泛滥，将房宅冲毁。

其子王毓祺，其孙王心一，三代行医。王心一为名中医，曾任辽宁中医学院副院长。

张奎彬

张奎彬，字得珊，又称得三，抚顺县莲刀湾人，生卒年不详。

光绪二十年（1894 年）进京考试不中，乃发奋学医，求诊者多见奇效，光绪二十六年（1900 年）在奉天（今沈阳）开业行医，问方诊病者，应接不暇，远近闻名。

民国二年（1913 年）春，于奉天倡办奉天中国医学研究所，自任所长，适值庆恕返奉，乃聘为名誉所长。采取名医义务讲学的方法办学，其教材除四大经典外，以庆恕的《医学摘粹》为主。迄 1920 年，本科（3 年）毕业 2 个班，速成科

(1年半)毕业4个班，共75人，毕业后，扬名于医界者，不乏其人。不料1920年教室被电火焚毁停办。张氏教学有方，重视医德，常训导学生说："医本慈善事，尔诸生毕业后，宜广济斯民，同登寿域，且勿蹈世俗庸流，只射利为口腹计也。"

积两年教学之心得，张氏著《医学引阶》一书，分上、下两册，出版后评价甚好。曾于清末民国初，撰有《人卧血归于肝解》《气海、血海辨》等7篇论文，经奉天医学研究会考核均列前茅。民国二年，曾为好友庆恕所著《医学摘粹》一书作序。

徐廷祚

徐廷祚，字龄臣，锦州府人，出生于19世纪30~40年代，曾在京行医二十余年。著有丛书《铁如意轩医书四种》10卷，含《医粹精言》4卷、《医意》2卷、《医意脏腑图说》(又名《医意内景图说》)2卷、《医医琐言》2卷(续1卷)。徐廷祚之医学贡献主要表现在医术精湛、医德高尚、汇通中西、医论丰富、重视外治等方面。

徐氏为清末一代名医，青年时，钻研医道，每见诸说纷歧深感不解，乃勤求古训，持以临证，专宗《伤寒论》《金匮要略》《神农本草经》《素问》《灵枢》诸书。所著《铁如意轩医书四种》，于光绪二十二年至二十三年(1896—1897年)刊行，至今尚存。

徐氏在学术上，赞许庞安时提出的学贵有"心解"，指出医者理也，理者心意也。盖通其理而后以意会之，他结合《医粹精言》构成内外二说，撰《精言》，欲人详内治之方；撰《医意》，欲人明外治之法。由于徐氏论述精湛，为有识者所称道。

王有台

王有台，字熙春，清末民国初奉天府(今辽宁沈阳)人，先业儒，多有善心，后习医，生卒年不详。

清光绪初年，左宝贵等人在奉天创办牛痘局、惜字局、义学馆、育婴堂等，已具有同善堂之雏形，迄光绪二十一年合为同善堂，至此始有同善堂之名，王氏始任副堂长，民国初年升为正堂长。后又创办西医院、中西医学校、达生学校、病丐疗养所及《医学汇刊》等，任劳任怨，酌盈济虚，始能勉力前进。在王氏努力下，奉天省慈善医药卫生事业初具规模，当时不仅在省城奉天影响很大，而辽阳、铁岭、昌图、洮南等10余个县都先后办起同善分堂。仅奉天同善堂就培养医药卫生人才数百人。

王氏通医理，有济世活人之心。于民国十一年（1922年）创办中西医学校。其宗旨：一是为了增进社会医学，二是为了满足医院及卫生部门对医用人才的需求。学制4年，共分6个学期。他非常重视医德教育，把每一学期首课列为中医医德课，然后再列其他课程。不仅对学生这样强调，对自己也同样要求。在出任《医学汇刊》总经理职务之时，每期首刊亲撰医德文章。经过数十年亲自调查研究，总结出医界“十二弊”，其内容包括民间百姓缺乏医药知识，迷信巫医，祈祷祛病，不信科学，医生乏术，敲诈勒索，图财害命，贫富分等，药材作伪，医生保守，各执经方等。更为严重的是，他通过统计调查，认为：“全省业医者约在2万人之谱，其中通明术者，仅有2千人，方脉不谬者，仅有8千人，其余万人，均在不通之例。每人每年误药致人死者以1人计算，每年冤枉死约1万人。其为害岂浅鲜哉。”

王氏所撰《医德论》一文，对当时医德教育是一部很好的教材，其影响不仅是对本省医界人士，而且对海内行医者也是很大的，因此刊发行国内各地医界人士。

景仰山

景仰山（1855—?），名贤，绰号东陵醉汉，清代奉天府（今辽宁沈阳）人，哈达纳喇氏，满族镶黄旗，卒年不详。

幼承庭训，立志功名，光绪五年（1879年）乙卯科举人，任盛京工部笔帖式，因不得志，遂隐居东陵，以诗酒自娱，渐悟文章一道，仅为取科名之具，无裨于救世济民之实用，遂改习医术。景氏父兼精岐黄，“求治者日盈于门，起死回生，治人无算”。景氏自幼深受其父的影响，秉承父命，“遂屏弃帖括，留心经世之术”。他苦心钻研医书，“惟求治者愈多，而心愈虚，诚恐稍有错误，夭人生命，以济人之事，反以害人，问心何以自安。故不敢不潜心研究，以资深造”。

景氏行医四方，远者北京、洮南、梨树、辽源，近者西丰、新民、辽中、营口，名满全省，为我省一代名医。其名与庆云阁（著有《医学摘粹》）并驾齐驱，求医者“恒满于室”。在其侄熙亮协助下，著有《景氏医书二种》，民国十二年(1923 年）付印。该书分 2 卷，上卷为《医学从正论》46 篇，为景氏对医学研究之心得及个人见解。下卷为《景氏医案》，是其晚年行医临证的记录，共 157 则，临床各科无不具备，是一部简明实用的医案。景氏还著有《医学入门》一书，此书是四言歌诀形式的中医启蒙读物，词简意赅，言近旨远，堪与陈修园的《医学三字经》相媲美。

景氏学有成就，著述较多，任《医学汇刊》评议员期间，先后发表论文 17 篇，在基础医学方面有《胆汁入小肠取汁奉心化血说》《食汁由小肠入别肠说》，在临床医案方面有《针灸取穴法》《吐血治验四则》等。民国二十年（1931 年）景氏被同善堂主办的《医学汇刊》聘为评议员。

景氏医书内容广泛，从脏腑经络、气血津液，到辨证施治，以至方药、预防，见解独到，文字精练，论点明确，足资证明景氏的医学知识渊博和临床经验丰富。他说：“偶有所见，若为论说，或发明经义，或矫正流弊，绝不敢稍持偏见，拾人唾余。但论中之旨，每与时医相抵牾，非好辨也。”景氏许多论述，颇有见地，其主要学术思想大致有以下几点：

（1）金水同源、火木同气解。这是景氏的主要论点。这一命题，旨在揭示内脏相关学说。什么是金水同源？他说：“金水同源者，肺气清肃，水饮下行，由三焦以入膀胱，肾阳蒸膀胱之水，化气由三焦以上达于肺，肺与肾互为功用。”他在解释木火同气时说：“木火同气者，肝之腑胆汁入小肠，取汁奉心化血。所化之血，包络转输，复入肝所司之冲脉血海以藏之。肝与心互为功用”。而脾主中州，“饮食俱由食系入胃，胃下有两窍，一为津门，饮入之水由此出，以入三焦而化气；一为小肠，食入之物由此出，以入小肠奉心化血。”至于气血与五脏关系，是“饮属天阳，归金水之脏以化气；食属地阴，归木火之脏以化血。脾胃居中，阴阳气血，由此而分，气由三焦转输，血由包络转输”。这个观点实乃《黄帝内经》《难经》所未详，前贤所未发的独到见解。景氏还在“胆汁入小肠取汁奉心化血说”“津门出水说”“脏腑相通解”等论中详加阐述，并用之于辨证施治中。如“胆汁少，取汁不净则为飧泻之病，胆汁多，取汁太过，则为燥结之病”（《医学从正论》卷上）。

（2）风伤荣、寒伤卫说。景氏解桂枝、麻黄二汤时指出，“古人云寒伤荣，风伤卫者，误也。盖风有射力，故能由毛孔透入，伤于血脉；寒则先伤皮肤。实则风伤荣，寒伤卫耳”。并指出，桂枝汤之君桂枝，臣芍药均是血分药，麻黄则轻浮达表，臣桂枝防邪内陷血脉，由卫传荣也。张仲景早就提出寒伤荣、风伤卫，历代医家皆引用此说。明清际，由此说发展成“三纲鼎立”的伤寒论一大学派。如方中行、喻昌等，在“三纲鼎立”说风靡一时的情况下，景氏提出相反见解（且不论其是否正确），是有胆识的。

（3）中西汇通，中医发展论。景氏忠于岐黄之论，但更重视发展中医。他说：“学问之道，岂有穹期。”他十分赞同唐容川的中西汇通论点，中医以无形赅有形，西医重有形遗无形，如能“取他人之长，以补我之短”，则“业中医者，知形迹而蹈空虚，为有用之学，岂不合中西为一家，集医学之大成哉”。他从发展中医事业为出发点，取西医之长来发展中医，无疑是有远见的。

（4）养病重于治病、运导胜过药饵说。景氏十分重视养病和运导。他说：“患病固在治之得法，若自己不善养，亦终不能治。”这是他从治疗外感病劳复、食复的经验中得出来的体会。所以他认为，“治病仅居其半，养病亦居其半也”。他还认为，“病之可以运导治者甚多，药性皆偏，用之得当，固能有效，不当亦足害人，不如运导之有利无弊也。即无病人若能运导，气机流通不滞，疾病无由而生，诚可却病延年也”。这对老年病学和预防医学，提供较有价值的防治方法。

上述只是举景氏的几点主要学术思想，当然不止这些。诸如治法宜多不宜单用药之说多疫病今多于古之论；不治之病甚少、治病不愈不当委之于命等见解，都是景氏的高明观点。

张锡纯

张锡纯（1860—1933），字寿甫，河北省盐山县张边务村人，中西医汇通学派的代表人物之一，近现代中国中医学界的医学泰斗。

张氏出身于书香之家，自幼读经书，习举子业，祖父彤元精于医，父亲喜欢写诗，著有《莲香斋诗稿》。小时候，他父亲就要他读唐诗，还精选历代名家诗数百篇要他背诵。因此，张锡纯十余岁就能写出一手好诗。

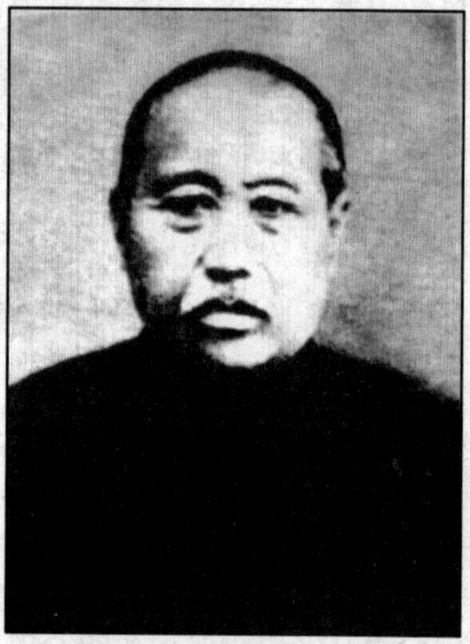
张锡纯像

1885 年，张锡纯治愈了使当时的名医高鲁轩、毛仙阁束手无策的危重症，颇受二人称道，自此开始应诊。但 1911 年前，仍以教书为主要职业。1893 年第二次参加秋试再次落第后，遵父命改学医学，上自《黄帝内经》《伤寒论》，下至历代各家之说，无不披览。同时张锡纯开始接触西医及其他西学。1904 年，中国废科举，兴学校，张锡纯成为盐山县唯一可教代数和几何学的教员。此时张氏开始接触西医及其他西学。受时代思潮的影响，张氏萌发了衷中参西的思想，遂潜心于医学。1900 年前后十余年的读书、应诊过程，使他的学术思想趋于成熟。

1909 年，完成《医学衷中参西录》前三期初稿，此时他年届 50，医名渐著于国内。1911 年曾应德州驻军统领之邀，任军医正，从此他开始了专业行医的生涯。1918 年，奉天大东关开设近代中国第一家中医院——立达医院，聘张氏为院长。该院设有病房。西医难治之病，经其治疗则常能妙手回春，是以名扬海内，而各地医学报刊争先刊登其文章。以后任过直鲁联军军医处处长等职。当时与江西陆普生、杨如候，广东刘蔚楚，同负盛名，被称为“名医四大家”。又与慈溪张生甫、嘉定张山雷一起，被称为“名医三张”。直奉战争起离奉，行医于沧州，1926 年迁天津，设“中西汇通医社”，1930 年又在天津创办国医函授学校，培养了不少中医人才。

代表著作《医学衷中参西录》共7期，30卷，是其一生治学临证经验和心得的汇集，刊行于1918~1934年。该书在理法方药等各方面都有独到的发明和突破，思想新颖，别开生面，师古而不泥古，参西而不背中，风行全国，远及海外，赞誉为中国中医界第一可读之书。其他著作还有《药物讲义》《医论》《志诚堂医案》《伤寒论讲义》等。

张锡纯反对空谈的观点，崇尚实验方法，尽一切可能通过切身体会去寻求知识。曾一次为了研究小茴香是否有毒，他不耻下问厨师。其他药物毒如巴豆、硫黄，峻如甘遂、细辛、麻黄、花椒等，均验之于已，而后施之于人。对市药的真伪，博咨周访，亲自监制，务得其真而后已。因此张锡纯用药之专，用量之重，为常人所不及。特别是他反复尝试总结出萸肉救脱，参芪利尿，白矾化痰热，赭石通肠结，三七消疮肿，水蛭散症瘕，硫黄治虚寒下利，蜈蚣、蝎子定风消毒等，充分发扬了古人学说，扩大了中药效用。他对生石膏、山萸肉、生山药的研究，可谓前无古人。《医学衷中参西录》针对当时中西两医互不合作的现象，张氏主张："西医用药在局部，是重在病之标也；中医用药求原因，是重在病之本也。究之标本原宜兼顾。""由斯知中药与西药相助为理，诚能相得益彰。"并验证于临床：典型如石膏阿司匹林汤。张氏自叙："石膏之性，又最宜与西药阿司匹林并用。盖石膏清热之力虽大，而发表之力稍轻。阿司匹林味酸性凉，最善达表，使内郁之热由表解散，与石膏相助为理，实有相得益彰之妙也。"再有治阴虚发热，肺痨，用醴泉饮送服阿司匹林；治肺病发热，以安替匹林代石膏发汗；治癫痫，用西药镇静剂与中药清火、涤痰、理气之品配伍；治梦遗，加溴化钾或水合氯醛以增加镇脑安神之功。以上表明，张锡纯开创我国中西医结合事业功不可没。

1954年，石家庄组织中医运用张锡纯重用石膏的经验治疗流行性乙型脑炎，获得良好的效果，卫生部门曾作为重大科技成果向全国推广。张锡纯的这一宝贵的见解和经验在中华人民共和国成立后得到了继承和发扬。为济世活人计，张锡纯治医不计私利，凡有心得发现，必于医界公布。刊印书籍有赠送惯例，每难盈利。至于他对静坐吐纳术（当时特风行于学校）的体会，更多向医界提倡，以为不仅益于养生且利于治学。他的朋友和患者既有军政界要人，也有城乡贫民，相处中均一视同仁，不见傲下媚上形迹。他不置产业，日常业务仅足维持生计。1913年，黄河泛滥，有一灾区孤儿流落至大名，病饿垂危，张锡纯携至寓所救活。因不知其乡贯里居，即收为义子，取名张俊升，成人后为其成家立业，使谋生于天津。张锡纯逝世前终于查清其为河南滑县卢姓，遂改名卢俊升，一时传为义举。

张锡纯不避劳苦，自奉甚俭，常念学与年俱进，终生治学不辍。虽至晚年，每为人合药饵，必躬自监制；修订著作及复信答疑不肯假手他人。又力辟医不叩门之说，每遇疑难重证，辄辗转筹思，查考书籍，一旦有定见，虽昏夜立命车亲赴病家调治。即或病在不治，亦勉尽人力，每救疗至殓服已具，不肯稍有懈怠。时人称之为一代大师，实当之无愧。

高愈明

高愈明（1861—1938），名学良，字骏轩，号愈明，咸丰十一年（1861 年）十月十七日生于盖平县博洛铺尹家屯（今辽宁营口大石桥市博洛铺人）。

高氏自幼攻读诗书及周易，精习医理。以《黄帝内经》张仲景《伤寒论》等经典著作入手，苦读精研，废寝忘食，人视为书愚，学成自设“卫生堂”行医。医术高深，声名鹊起，世人敬为仲圣，号而不名，以号传世。高氏医德高尚，医学精深，济世活人，奉、吉两省妇孺皆知，登门问病者，接踵而至，治愈者千百计，长期以来医名蜚声辽左，驰誉东三省，虽远至津沪亦有病家请诊，多次出入张作霖“大帅府”诊病。《盖平县志》称之为“活人无算”，至今仍为当地人民群众所称赞。

其常忧医学流传失实，曾自言，“医病只医个人，不如医医，其功倍之”，遂于民国三年（1914 年）经官准，设医学讲习所，广招门徒，传授医理，共办 5 期，每期 30 人。授徒二十多年，培养中医一百余人。高氏除亲自讲课外，还聘请秀才刘逢泮（号海珊）讲授文理医经，办学经费、师资薪俸，均由高本人解囊相付，高氏为办此医校，将“卫生堂”积资及 10 余亩良田全部耗尽，时逾 6 年停办。晚年在营口市“咸春堂”和“宏春堂”坐堂行医。

高氏医法师古而不泥古，每方8味，药不杂乱，素喜用瓜蒌、厚朴、柴胡、枳壳、砂仁，豆蔻。撰有《伤寒论溯源详解》《伤寒论注释》《本草增注》《温疹溯源答问》《灵兰真传》《脉里溯源》《六淫溯源》《温病溯源》《神农本草经大观注解》《妇科维新》《毒疫答问》《鼠疫答问》《秋疫问答》《时灾预言》等20余种。其书语多平易，而义则精微，且不袭旧作，只阐明经旨，独出己见，自成一家。迄今尚有一部分流传。

今所见者，仅有以下3种：《伤寒论溯源详解》全书共4册8卷，仿照陈修园《伤寒论浅注》一书格式。《温疹溯源答问》，又名《痧疹探源》，此书系由高氏口授，采取问答方式，由门弟子抄录而成。内分斑、痱、痧等4种，并各附专方。《灵兰真传》，共分上、中、下三卷，是一部很好的临床内科书，辨证精当，药味不多，恰到好处，对临床应用很有裨益。

“文化大革命”前，营口市卫生局中医科长滕永科曾准备对其著作进行整理，并准备了其医案，可惜十年动荡，片纸无存，颇为遗憾。

胡万魁

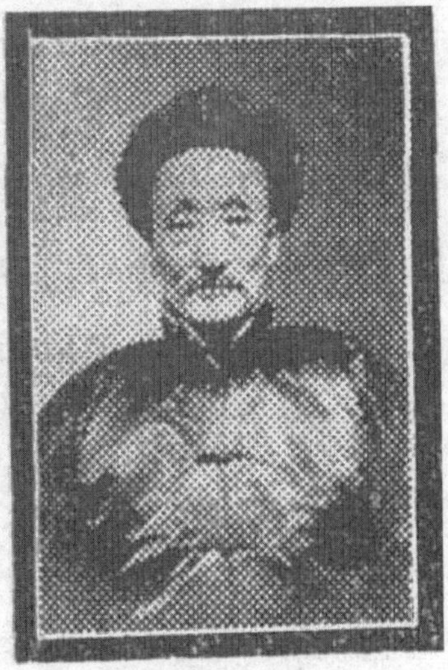
胡万魁像

胡万魁（1864—1944），号星垣，清代辽阳州（今辽宁省辽阳市）人。

胡氏自幼体弱，因而儒学之余，兼习医术，求知欲望很强，聪明好学，平生除嗜书之外，别无癖好，数年勤奋，以此闻名于世。凡《黄帝内经》《难经》《伤寒论》《金匮要略》诸家经典，均学有心得。早年拜名医吴越仿为师，善师古而不泥，尤其精读《伤寒论》，并对此书进行系统考究，当时在辽阳“伤寒论坏病，非胡医不可”已传为佳话。胡老治学严谨，医术精湛，名震辽阳，不愧为后学《伤寒论》之佼佼者。

1893年，胡万魁在“咸春堂”坐堂行医，其后辗转于辽阳“乾元堂”“东顺福”及沈阳“春和堂”等处，积累了丰富经验，49岁在辽阳“成春堂”药店任经理，远近闻名。其后又于1912年在辽阳自立“大安堂”，创制“八宝朝阳散”，行销省内外，用于外科疮疡肿毒诸症，甚有疗效。胡老行医近五十年，济困扶危，医德昭著，对其子及徒弟要求颇严，训导有方，教其后学者不可执一不化，而当博采众长，融会贯通。

他对《伤寒论》研究颇深。胡万魁对外科疾病，如疮疡、瘾疹等尤为擅长。认为病之所发，必先有伤于气，病后凡疮面有水无脓者，均属“伤气受风”之证，用托里十补散加减治之，取效甚捷。此外对内、妇、儿等科，均有独到之处。胡老学有根底，临证胸有成竹，善治重证而起沉病，负有盛名。

胡万魁晚年隐居家中，整理临床医案，名为《古方今病》，至今存有手抄本，全书共4卷，前2卷为经方验案，计25方，131案；后2卷为时方验案，计19方，152案。书中体例，经方以桂枝汤为首，时方以托里十补散为首，每案列方名、病名、患者姓名、性别、年龄和症状以及辨证治疗的经过等，个别病案略加按语。经当时辽阳医科学校校董王博泽给予批注，后世医者广为推崇，争相传抄，胡炳文于1958年将此书赠献给辽宁中医学院，曾在《辽宁医学》杂志刊登，但可惜手稿散佚。全书分4卷，载方4个，其中经方占一半之多，共300多个案例。辽阳市中医中药研究所将这一专著编印成册，它凝集了胡老一生的心血，这株医林芳草将以它特有的风格载入医学宝库。

其子化东、祉久，均为当地名医，其孙胡炳文曾任辽宁中医学院中医学教授，对《伤寒论》颇有研究。

于德霖

于德霖（1865—1957），字焕辛，沈阳新城子区望滨屯人，满族。

于德霖幼习整骨技术，后业医，善治外伤，有名于当地，并一度任东北军军官。民国二十年（1931年）“九一八”事变后，他决心抗日救国，是年冬被辽宁省警务处长黄显声委任为抗日义勇军第9路军司令兼沈阳、抚顺、铁岭、开原4县抗日民团总指挥。1932年3月正式建军，发展到2 000余人，曾攻打铁岭县腰堡和乱石山两个火车站以及协同赵亚州等部参加攻打沈阳城之战，迭灭敌焰。失败后，改姓更名，迁抚顺四方台谋生，1957年9月13日逝世，终年92岁。

王有声

王有声（1867—？），字松阁，清代新民厅（今辽宁新民县）人，卒年不详。

光绪三十三年（1907年）王氏曾撰有《冬伤于寒春必温病解》及《丹溪阳常有余阴常不足试伸其说》。曾在奉天医学研究会学习，并以优等成绩毕业，后于钟楼南“永和堂”坐堂行医，擅长内、外科，医名甚著。民国三年（1914年）任奉天医学研究会研究长，1915~1918年任该会副会长、代理研究长等职。王氏主持该会时，全力筹办会务并积极参加该会组织考核事宜。

民国七年（1918年），名医张锡纯著《医学衷中参西录》一书，首版于奉天时，王有声特为作序，并与名医高振铎一起详加校订。

牟世珍

牟世珍（1870—1953），字聘三，号儒佛，祖籍山东省栖霞县，出生于法库县头台子。20岁起，从师习医，苦读《医宗金鉴》《本草纲目》等书，三年后于法库、开原、铁岭等地串乡治病。此后，在开原、法库等地开设中药铺并坐堂行医。在沈阳大南关大十字街设改良中药房，使用和推广自制的改良中药，为东北中药制剂之始。1931年“九一八”事变，东北沦陷后，牟氏去天津与人合资开设改良中药店，1945年抗日战争胜利后，其因年迈停业，1953年11月25日因患食道癌逝世，终年83岁。

王永江

王永江（1872—1927），字岷源，号铁龛，祖籍山东省登州府蓬莱县，生于金州（今大连市金州区），其父以开小杂货铺为生。

王永江于光绪十一年（1885年）乙酉科优贡（贡生）起，有感于范文正公“不为良相，则为良医”之语，乃广购医书，潜心研究，光绪二十九年（1903年）因家计艰难，便商得亲友资助在旅顺口开设小中药店“采真堂”，光绪三十年

（1904年）时疫流行时任疫病院院长，凡病人之入俄院者活者不过十之三四，入主之疫病院者活者可达十之六七。日俄战后，日军占据旅顺，民族工商业备受摧残，中药店亏损停业。

光绪三十四年（1908年），王任辽阳警务所长，宣统二年（1910年）鼠疫流行，以他深明医理被委任为辽阳防疫委员长，因防疫有功，经辽阳知州史纪常荐为候补知县，旋擢东三省总督府民政司，参划机要。民国二年（1913年）袁世凯以大总统名义通令各省选拔人才，奉省推荐王永江，受袁召见并特令"王永江为记名内务部存记道尹"，着国务院备案。返奉后，历任辽阳、康平、牛庄、海城等地税捐局长。民国四年（1915年）任奉天省城税捐局长兼官地清丈局及屯垦局长。民国五年（1916年）被聘为奉天省督军署高级顾问，受张作霖赏识，历任奉天全省警务处长兼奉天警察厅长、奉天省财政厅长兼东三省官银号督办，奉天省长兼东北大学校长，使其大展身手，政绩卓著。民国十一年（1922年）徐世昌任总统时，正式任命王永江为内政部总长，王未就，仍继任奉天省长。民国十五年（1926年），因在民族、民生等一系列问题上与张作霖意见不合而辞职。民国十六年（1927年）夏历十月八日在金州故里逝世，终年55岁。

王氏著有《读易偶得》《易原窥余》《阴符经浅解》《铁龛诗存》《方书选粹》《医学辑要》等著作。

高振铎

高振铎（1875—?），字警堂，铁岭人，卒年不详。

高氏以医术享有盛名。光绪末年，奉天省城创设医学研究所，选拔医生，高氏积极应考。其于光绪三十三年（1907年）撰《消渴论》一文，经评议考核取第二名，准予毕业，民国初年曾担任陆军第27师军医官。早期担任奉天医学研究会会长，在大东门里经营志仁堂药店，发明有"双层化积膏"，在医界颇有影响。

高氏在学术上，认为"我中国医道，原属无穷，溯自岐黄，而后历代名医辈出。凡经考之医书，罔不秉古圣之遗规，以为模范，故医学之发达，医理之彰明，日臻于完备。但处今之时世，海禁大开，欧西医道治法，虽殊理无二致，苟能参合研求，自足以济世活人”。由于高氏之卓见，遂成奉天省医学之名流，故民国初年被推举为奉天医学研究会会长。

民国七年（1918 年），名医张锡纯在奉天特撰《医学衷中参西录》一书，高氏为该书第一版付印，详加校正并为序言。

刘景素

刘景素（1876—1947），名润苍，号冕堂，以字行，别号筱河间生，清奉天府（今辽宁沈阳）人。沈城著名儒医，德技皆佳，人誉“擅岐黄术，具菩提心”。家住大舞台石头市胡同，长期在小西门里谦益堂和中街万年青药房坐诊。

刘冕堂善治疑难病症，常能妙手回春。幼读儒书，继而从尹宜亭读医书 5 年，光绪三十三年（1907 年），以最优等成绩毕业于奉天官立医学研究所，撰有《人参论》《肝苦里急食甘以缓之义》《六经为川肠胃为海论》《膨膈何以难治说》等文。毕业后，在奉天小西门里“谦益堂”坐堂，医名大振，深为奉天医界推重。曾在谦益堂 2 楼两侧书写大匾两块“学究灵素，理法中西”。其遵古而不泥古，并锐意创新，于此可见一斑。他与马二琴、高振铎、沈宗之被誉称为沈阳四大名医。

旧时学医，多为家传师授，没有一所中医学校。民国元年（1912 年），他慨于中医教育之落后，毅然于奉天小西门里石头市胡同创办“燠休中医学社”（燠休，为抚慰病痛之意），历时 20 余年，共办 7 个班，每班 20~30 人，刘亲任主讲，培育出众多中医人才，称“沈阳中医，半出其门”。足见影响之大，为沈城办学最早、时间最长的私立中医学校。其中多人后来成为名医，马二琴即出其门下，其他如雍伯平、胡炳文、韩治远、刘绍勋等均为辽沈名医，可谓桃李芬芳。

1924 年，他与名医马二琴、沈宗之等人共同创办了《奉天医学杂志》，是东北最早的中医杂志，共出 13 期。1926 年，还受聘担任“同善中西医学校中医部”的中医教授，专门讲授中医经典著作《伤寒论》《内经》等。1932 年奉天成立共荣学校中医部时，曾担任教职，其理论清晰、发言扼要，对疑难病症，处方遣药颇有独到之处，深为学生敬佩。

刘景素一生，不仅对经典著作孜孜钻研，对其他中医著作亦博览泛涉，尤其景仰金代著名医家刘完素（又称刘河间），他取字景素，别号筱河间生，即是此意。他治学严谨，每有所得，即笔之于书，其医理研究，亦颇负盛名。

民国十年（1921 年），在奉天医学研究会会长提议下，推出卫生、生理、脏腑、药剂、诊断、护理、妇科、眼科、内科、外科，编成《医会讲义十门》一书，作为会员学习之教材。另编有《脉里抉微》一书，今已不见。他无门户之见，博采众长，浙江名医朱载扬所著《麻症集成》一书，经试之颇验，燠休中医学社于民国十四年（1925 年）为之再版并作序。

著有《初等诊断学》，被称为“诊断之宝鉴”，或称为“临症之指南”，誉刘氏为“医界泰斗”。1936 年，又与宋国斌等 15 名医界名宿通力合作，历时 3 年编成《汉药成方汇编》一书。该书收集上自秦汉、下迄清末历代名方及沈阳民间效验良方 1000 首，分门别类，日纳整理，每方注明出处、组成和制作方法。晚年著有《处方灵范》一书，未及出版，竟因病逝世。

孙耀庭

孙耀庭（1878—1933），名光甲，清代奉天（今辽宁沈阳）人。

孙氏自幼从父读四书五经，17 岁始习医，随新民县马英才老中医学徒五年，背诵四小经典，熟读中医四大经典以及《温病条辨》等书。20 余岁在沈北蒲河开业行医，虽工作繁忙，但仍牢记师教“读书要记笔记”“治病要留医案”。以便根据治疗效果，仔细推敲，使医术得以不断提高。后由于时局变迁，民国初年到沈阳大南关坐堂行医，与名医马二琴共事年余，后被中街天益堂请去，行医 10 余年，医术日精。

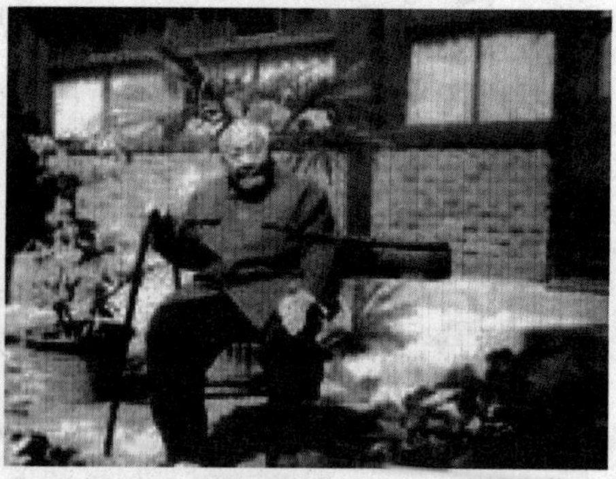
孙耀庭照片

孙氏治病首先察明阴阳，以阴为本，决不滥用辛燥之品以伤阴，更主张以人元气为本、病邪为标，因而不主张滥伐本元，强调补肾或健脾之法。推崇《黄帝内经》《上古天真论》“法于阴阳，和于术教，饮食有节，起居有常，不妄作劳，故能形与神俱，而尽终其天年，度百岁乃去”。他临床治病，在审病求因或辨证论治等方面积累了丰富的临床经验，常常手到病除，以致远近闻名。

其医德高尚，对患者一视同仁，无贫贱富贵之分，遇有疑难重症，不考虑个人得失，当机立断，急患者所急，痛患者所痛，不分寒暑昼夜，一心救治，赢得了人们的信任和敬仰。

金子明

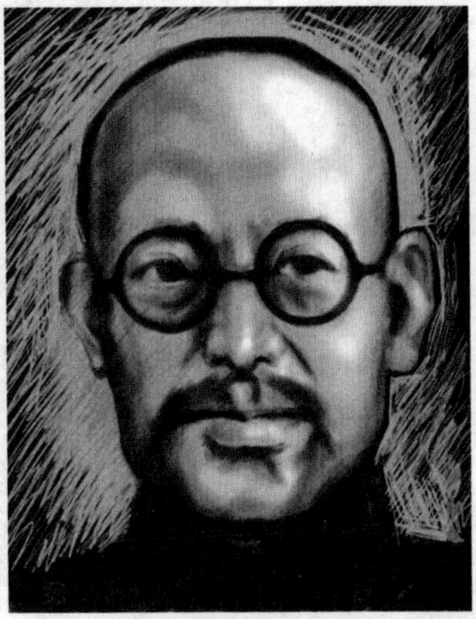

金子明

金子明（1878—1940），名英，字子明，生于新民县柳河沟。至青年时期，始迁往彰武县苏合营子，今为阜新蒙古族自治县泡子镇二道河子村苏合营子屯。

金子明幼读私塾，聪颖过人，稍长去沈阳基督教会做杂役谋生。并于沈阳耶稣神学校半工半读，接触过许多宣传革命的书报，受到启发，乃加入了同盟会，在辛亥革命前后，他积极参加了推翻清廷，创建民国的斗争。

金子明神学校毕业后，即学习中医，学有所成后以医为业（有时也传教），并从事革命活动。在民国二十年（1931 年）“九一八”事变前，曾在新民、沈阳、彰武、阜新等地诊疗患者，主治外科红伤，亦兼治他病，制有秘方“应神丸”“接骨丹”等亦颇为有效。看病多不收费，资金多赖朋友和教会资助。“九一八”事变时，适值金子明在沈，目睹日寇暴行，义愤填膺，乃返回故里，于阜新、彰武、黑山、新民等地，组织民众武装，共举义旗。嗣经北平抗日救国会委为辽宁义勇军第 20 路军司令，盛时曾达万余人，活跃于所驻地区，屡挫敌锋。民国二十一年（1932 年）二月协同耿继周部曾一度攻占彰武县城，是年 5 月退入辽西地区活动，后进关，据有关资料记载，金子明部与日伪大小战斗 30 余次，歼敌千余，给日伪反动势力以很大打击。

民国二十一年（1932 年）春，金子明曾通电全国，表示了“愿率健儿作收复失地前驱，杀身救国，义无反顾”的决心，但终未得支持；请缨无门，倍受冷落。后去四川省万县，生活无着，靠教会接济，勉强度日。在万县家中与国史馆韩果过从甚密。曾执笔撰述抗日史料。1940年9月1日因车祸逝世。

王品三

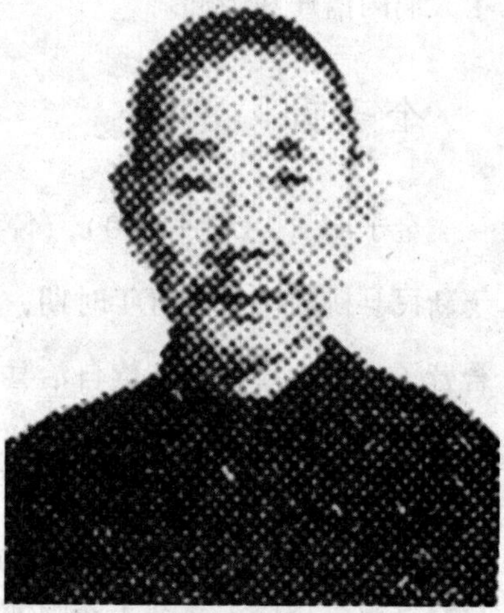
王品三像

王品三（1880—1971），又名希贵，生于辽宁盖县。

王氏五代业医，尤擅中医外科，品三伯父王作霖，学问渊博，对祖国医学的研究尤为精深，不但擅长外科，亦精通内、妇、儿诸科。伯父仅生一子，早年夭亡，当时品三年少，即弃学经书，立志跟伯父学医，由于努力钻研，他将王作霖的经验全部继承下来，并潜心研读《外科正宗》《疡医大全》《外科大成》等古典医籍。民国三年（1914年）于盖县东关街自设延青堂，开始行医。对外科颇有造诣，名传千里，群众誉为“疮王”。

1950年任盖县人民卫生院中医师，因其疗效显著，遂为当地名医。1956年调至辽宁省中医院任中医师，由他创制的油调膏、水调膏、九一膏、一效膏，在治疗疮疡上有显效，号称“四大膏”，至今仍被视为治疗疮疡的有效药物，并被省内外医疗单位所采用。1962年起，除临床外，又兼辽宁中医学院教学工作，夜以继日，诲人不倦，培植后学，竭尽心力。

王氏勤求古训，博采众伏，不拘泥一家之言，不固执一己之见，他认为治疗疮疡应“引毒归原，提闸放水，开门放贼”，主张“初起宜消，移深居浅，提毒外出，不致内攻”；“脓成不论阴阳，均宜早期切开，使毒外泄”；“即溃宜束根盘，化散其毒，不令壅滞”。并按其初发的局部形状，分为脓头、水疱、漫肿、硬核等四型。他指出治则应是“整体与局部并重，内治与外治兼施”“药则宜清凉之品，忌用大热、大寒之剂”。强调“误用热药，能增火毒之势，易致走黄；误用苦寒大剂，易损伤胃气；误用泻下剂，易致邪毒流窜脏腑；误用发汗剂，易致津液枯竭”。王氏上述理论，对指导今日中医外科临床仍具有重要意义。

王薄泽

王薄泽，字静山，民国辽阳县人，生卒年不详。

王氏精通中医理论，颇有临床经验。博学多才，对历史、文学、诗词很有研究，为当时名流。王氏胸怀大志，对人民疾苦尤为关切。当时正值疾病流行，巫医骗人，庸医误人。王氏深恶痛绝，深感自己行医救疾，势单力薄，不能救疾于大众，只有培养大量医学人才，才能根本解决问题。故立志为“健康种族，保卫生命”，造就医学之人才。在他主持下，自筹款项，于民国四年（1915 年）二月创办医科学校，王氏任校董，校址设在辽阳城内大南门里，租用民房。又于民国十三年（1924 年）迁大西门里。民国十四年（1925 年）由教育厅批准设立高级科，一学期每名学员收费奉大洋 15 元，除支用外，约亏千余元，皆由王氏设法捐助，每年约计 5 000 元。并于校内设“贫民施疗所”，以备学员实习。民国十六年（1927 年）三月移至东街路北，租校舍 20 间，教职员共 6 人，学生三期 100 人，校役 3 人，每名学员一期收费 30 元。授课时间是每日上午 8 时至 12 时，下午 1 时至 5 时，方法是老师讲原文，学生背课文，老师边看患者，边讲病例。学习内容：中医讲《黄帝内经》《伤寒论》《金匮要略》《神农本草经》《药性》《汤头》《脉学》《医学三字经》；必读书籍《医宗金鉴》《陈修园四十八仲》；西医讲生理、解剖、药物、临床各科。另外除正常授课外，老师和学员一起在“贫民施疗所”免费诊病治疗。

学校历经 15 年，不断提高，总计前后共培养中西医人员 400 余人，因成绩卓著，故由县呈省咨部优异奖给王薄泽先生奖章 1 枚，并由教育厅令县奖给“育才医国”匾额。王氏与名医胡万魁是好友，曾评介《古方今病》一书，“奏效多有奇特者，怪疾多有罕闻者，因力劝付梓，以为楷模。”遂将此《古方今病》，刊诸梨枣，以广流传，为的是“夫切疗不致枉死，服药令其全生”，并又为该书详加按语。

王心一

王心一（1890—1968），字恒可，开原县人。

王氏生于中医世家，祖父王安系当时名中医，王心一自幼聪明，沉静好思，5岁起即从父读书，祖父给患者治病时常随侍在侧，心领神会，对中医产生了浓厚的兴趣，15岁时，先后考入沈阳大北关中学堂，奉天两级师范学校优级数理化，选科班读书8年，民国二年（1913年）毕业后，开始了教学生涯，但从未间断行医。

民国五年毅然辞去了教职，在开原县其父创办的“铁珊私立医塾”学习中医，勤攻古典医籍，又重视民间经验，二年便能临证，尤擅长妇科，每每取得良效。在开原“宝生堂”行医时，颇受当地群众赞誉，1922年被选为开原县西镇医学分会研究长，后为汉医学会讲师。

1953年加入沈阳中医联合诊所任中医师，从1955年起，被选为省政协一、二、三届常委，1955年列席了全国政治协商扩大会议，1956年加入中国国民党革命委员会，后为省民革委员。同年任辽宁省中医院长，辽宁省中医进修学校校长，1958年任辽宁中医学院副院长兼附属医院院长，1959年被选为省科协委员。

王心一一生勤求古训，博采众长，从基础理论到临床各科都进行了认真的研究，先后撰写了《麻疹纂要》6卷、《中风概要》2卷、《痉病研究》2卷、《痢疾纂要》1卷、《厥之研究》1卷、《心一本草》10卷、《妇科经纬》24卷、《成方启新》5卷等30余部。这些著述收罗繁富，立意清新，不失为心血之结晶。晚年仍勤奋工作，并从事讲学，带徒数人，诊病之余，挥笔著述。撰有《有黄胆型肝病述古》《肝病集今》《无黄胆型肝病叙我》《王心一治验医案》等。在“文化大革命”期间，不幸惨遭迫害，其大部分著作散失殆尽。

孙华山

孙华山（1892—1968），绰号孙瘸子，生于安东县黄土坎区杨木山村（今辽宁丹东东沟县），著名整骨中医专家。

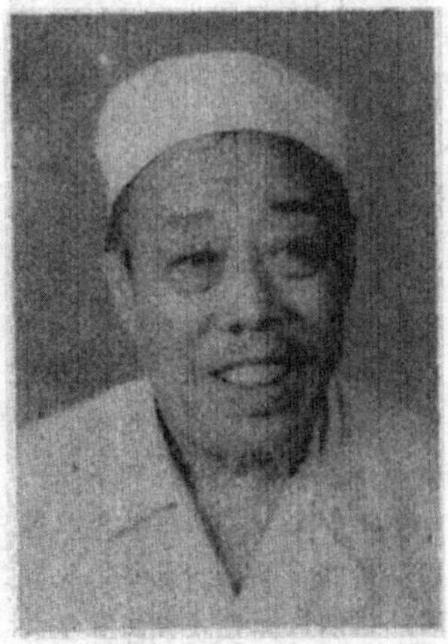

孙华山像

孙华山生于贫困的家庭里，其父亲孙永河是个文弱书生，早年功举子业，由于未能“及第”，遂弃儒业医，擅长整骨，兼及内、妇两科。清光绪三十二年（1906 年）起随父孙永和学习中医整骨，清光绪三十四年（1908 年）出徒。孙华山几乎无文化，全凭记忆和实践。1908 年开始，独立为乡亲们免费接骨。由于手法纯熟，效应卓彰，名声逐渐传扬于四乡，寻医求药者络绎不绝。民国三十四年（1945 年）于安东市（今丹东市）开设“华山医院”，自任院长。1949 年应鞍钢之邀，到鞍山铁东医院整骨所任所长。1952 年应聘到沈阳市立第二医院任整骨医师。1955 年，在他的积极努力下，创办了“沈阳市整骨医院”，从此东北地区有了第一个骨科专业医院。1954 年被选为沈阳市第三届人民代表，1963 年被评为沈阳市卫生局先进工作者。

孙华山的整骨手法，可谓一绝。他善于运用手法整复闭合性骨折，手法出众，技巧多变，并能因病、因人施术，往往在伤病之人精力分散之际瞬间复位，出手不凡，效如反掌，被鉴为“妙手回春的整骨大王”。不仅如此，他还在手法复位的基础上，选用纸壳加布带进行外固定，既疗效显著，又经济简便，大开传统疗法之先河，称得起是“师古而不泥”之一斑。他的“孙氏整骨手法经脸”，经徒弟们整理后已经收入《全国整骨手法经验选集》一书中。他祖传的整骨疗伤有“接骨丹”“活血散”“琥珀丸”“乳没饮”等十余种内服、外敷用药，以收效快、疗程短、价格低，至今仍被沈阳市骨科医院等医疗单位作为重点治疗药物。

孙华山素与烟酒无缘，别无其他爱好，唯一习惯于清晨入浴，以温汤舒展筋骨，终日安步当车。他虽身怀绝技，却很少保守思想。为了继承发扬祖国医学骨伤学科的传统技艺，他广收有志于整骨疗伤事业的有识之士，最多时身边竟有十二名徒弟，其中有跟随他近二十年者。他治学严谨，一丝不苟，在近六十年的整骨疗伤生涯中，先后培养了三十余名骨伤科高手，这些徒弟在沈阳、鞍山、丹东等地，均已成为省、市骨伤科的中坚力量。

孙华山勤学苦练，勇于实践，总结了一套完整整复、固定的技巧。善于手法整复闭合性的骨折。手技多样，医术纯熟，尤其以纸壳加布带的外固定著称。受治患者常常赞不绝口。颂为“妙手回春的整骨大王”。

马二琴

马二琴（1892—1969），原名英麟，字浴书，又名瘦吟，号二琴，奉天大西关（今沈阳市沈河区）人。马二琴祖籍山东省淄川县，咸丰年间迁至奉天。

马氏天资颖悟，9 岁入私塾，16 岁又学英文半年，18 岁随名医张子乡学习中医，是秋考入奉天中学堂，辛亥革命后停学，继续随张子乡学医。他好学深思，见解独到，颇受张的赏识，张曾说：“吾门徒虽多，唯英麟是青出于蓝而胜于蓝，将来无可限量啊！”

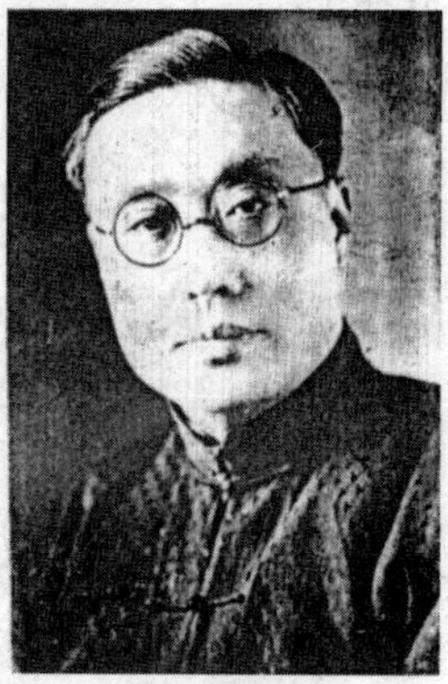
马二琴像

马二琴天资聪慧，博学多闻，一生爱好颇多，除精心钻研中医外，对文史、考古、书法、养生等方面，造诣尤深。开设春雨堂药店于大南关门前，自书联语：“十年读书十年临症；存心济人存心济世。”从中可见心胸。其喜好赋诗、品茶、舞剑，尤其酷爱弹琴，有七弦琴一张，常焚檀香静坐抚“平沙落雁”等古曲，为业余曲艺评论家，发表诗词宅名“瘦吟馆主”，名其居室为“瘦吟山馆”。尤爱古琴，有琴一张名“澄彻天”，后又得一琴系明 · 严嵩之子——严世蕃的故物，琴名“一天秋”，乃改其居为“二琴山馆”，故又自号二琴。

马二琴曾历任当时中医会长，早在 1923 年就创办了《奉天中医杂志》，这是东北最早的中医刊物，马老同名医张锡纯平素交往密切，并结为好友，经常交流学术经验，切磋医术。他曾任医官，主管考核中医。

民国三年（1914 年），22 岁的马二琴在奉天省城大南关广生堂坐堂行医，翌年入奉天医学研究会研究学术一年。民国七年至十八年（1918—1929 年）历任奉天商务药行医务研究会研究长、副会长、奉天市医士公会编辑部长以及沈阳市国医公会主席等职。曾被聘为张作霖帅府卫生顾问。马二琴最大的贡献是在日伪时期保存了东北的中医力量，东北的中医得以保存下来，马二琴可谓功不可没。民国三十一年（1942 年）重返奉天行医，民国三十四年（1945 年）任奉天省汉医会会长。1946~1948 年任沈阳市中医师公会理事长，辽宁省中医公会理事长。

新中国成立后，又任沈阳市中药审查委员会副主任委员，1952 年因讲中药课，开展防疫工作等业绩突出，被沈阳市卫生局评为优良工作者。1954 年被中国医科大学聘为副教授，中医教研组主任，中医教研室主任，是全国最早被授予副教授头衔的中医。从 1955 年起被选为省一、二、三届人大代表，省一、二届政协委员。

马老善治疑难病。师古而不泥古，虽博览群书，但不屑于寻章摘句，取书中精华，注重实用；虽读各家本草，但不迷信古人，注重实践。善发秘方，锐意创新，改良剂型。晚年制“调经甘露饮”，以熟地黄、当归、川芎、香附子、益母草等药为主，加其他药品，水煎浓缩，放防腐剂，经久不坏。

马老治病，临床辨证精当，处理病人敏捷，常奏奇效。一名慢性肾炎病人水肿十分顽固，经中西医使用很多疗法均未有明显疗效，马老看后嘱用六神丸治之，竟霍然病除。马老解释说：“病有刚柔之分，刚病刚治而已。”明代张介宾《类经》中看到张介宾为审别柔刚的注解说：“……柔者属阴，刚者属阳，知柔刚之化者知阴阳之妙用矣，故必审而别之。”这就不难看出马老的真才实学了。

马二琴曾撰有《沈水医学回忆录》，“文化大革命”期间，其人格受到损害并被迫下乡，其所藏书籍、古玩和所著医案论文等遭受洗劫。1969 年 10 月 11 日，因患结肠癌逝世，终年 77 岁。

古纳巴陀罗

古纳巴陀罗（1892—1972），又名古纳，马俊生，辽宁阜新县人，蒙古族。

古纳童年入寺习经，19 岁学医，28 岁于瑞应寺一带行医，以其丰富的临证经验和高尚的医德闻名遐迩。

1955 年调内蒙古呼和浩特，先后任内蒙古中蒙医研究所所长、内蒙古中蒙医院院长、内蒙古卫生厅副厅长等职。一生致力于蒙医药学研究，精通蒙文、藏语。曾参与组织藏文医学经典的翻译和整理。先后译成 40 万字的蒙文《四部医典》出版，又将蒙药标本《荣波》等出版。为蒙医临床、教学和科研工作做出了重要贡献。

萧雅三

萧雅三（1893—1969），海城县滕鳌镇人，回族。

萧氏自宣统二年（1910年）起，从父习医8年，后在辽阳县唐马寨、海城县杨相屯村、耿庄镇行医11年，1930年到鞍山市开办萧雅三医社，1940年在慈善团体施医部行医。1949年后，响应政府号召，于1951年带头组织中医联合诊所。1955年任鞍山市立医院中医门诊部中医师，又调市二院任中医师，“文化大革命”期间受迫害，1979年平反。

萧雅三出身于整骨世家，深得祖辈秘传，在整骨手法、夹板固定和用药上均有独到之处。在理论上发展了整骨法，整理形成肖氏10法（即：端、摸、提、按、揉、捋、掐、捏、拿、接），用黄纸板固定法，开创了小夹板固定的先例。在治疗骨折伤筋中应用消肿膏外敷，止痛效果明显，消肿迅速。其内服药（接骨丹、保力丸、整骨丸、跌打丸、舒筋丸）具有舒筋接骨、消肿止痛、活血化瘀、逐瘀生新之功效，至今临床沿用。

在中国共产党的中医政策感召下，萧雅三在1955年省中医代表会上，将祖传整骨秘方和积累的经验献给政府，同时收徒弟4人，使萧氏骨科后继有人。

姜辅忱

姜辅忱（1894—1982），出生于庄河县。

姜氏幼读私塾4年，勤奋自勉。16岁进天和祥药房随李宝钧学徒8年，并于该药房应诊7载，后自设德生和药房，诊病售药，声望日隆，乃成为庄河县名医。1952年被聘至庄河县人民医院工作，晚年晋升为副主任中医师。获1953年中央卫生部中医师资格证书。曾被选为旅大市第四、五届政协委员和庄河县一、二、三届常委，县九届人大代表及市、县卫生系统先进工作者和市劳动模范。

姜老在学术上倡导“未病先防，已病防变”的预防思想。临床60多年，在诊断上重视“证”的辨析，在施治上常师法不泥，务求实效。精通内、妇、儿各科，尤擅长治疗妇女不孕症，以保产如神汤对难产的治疗，补中益气汤、合草分清饮随症加减治疗带下、崩漏、痛经、妊娠恶阻，均取得良好效果。

姜老对培养中医后继人才，用心良苦，不遗余力，凡从师者一视同仁，倾囊相授。他与后学者共同整理的临床经验总结和妇科验方等10余篇，约5万字。《妇科临床手册》《丸散膏丹集锦》《缺乳症的治疗》《痛经的临床治疗》《胃脾临床治疗体会》，分别刊在《辽宁中医函授通讯》和《大连医学杂志》上。《复方少腹逐瘀汤》一文，获1980年度大连市优秀论文奖。

姜老医德医风高尚，对患者有求必应，风雨不误，在他临终前一天，上午还在诊室应诊，下午步行为一位81岁老人看病，其业绩广为传播，多次受报社、电台、电视台之赞颂。

黄香九

黄香九（1894—1985），原名黄永龄，铁岭县人。

黄氏生于五代中医喉科世家，少年就读于铁岭县黄古洞村刘阅久老中医之私学馆，24岁随父黄守江成立“育仁”诊所，专治喉疾病，诊病之余，潜心攻读《喉科指诊》《白喉辨》《喉科秘旨》等古籍，不仅中医基础理论坚实，临床亦尽得其父真传。

其一生诊疗喉疾之特点在于火烙术与中药并举，破历代医学家关于喉疾不能针烙之说，以其娴熟的火烙术治疗由风热邪毒、气滞血瘀所致之喉瘤、喉癣、喉疔、乳蛾、会厌白节等证，可使大多数患者免于手术之苦，并总结出“点刺在先、刺后刀割、割后再烙、烙后再吹（吹药）”等一整套“刺、割、烙、吹”术，自制“紫自香熏棒”为黄家所独创，治疗喉疳有较好疗效。

在理论上，他认为咽喉病除肺、胃之火感受风热之邪熏蒸咽喉外，多以肺肾之阴不足，虚火上行立论，用药多以生地黄、元参、天冬、麦冬、石制等滋阴降火之品。喉科著名方剂“保安散”亦为黄家所独创，现已为中医大专喉科讲义采用，其遗著有《喉科讲义》《黄文老中医医术集》等。

1956 年受聘于辽宁中医学院任主任中医师，历任喉科主任等职。边教学、边临床，其弟子已遍布辽宁各地。黄香九的小烙铁丰富了祖国的医学宝库，先后有 100 多个国家和地区的国际友人前来参观学习。

魏沚洲

魏沚洲（1898—1969），又名凤藻，生于营口县（今属老边区）兰旗堡七里沟村。

魏氏在民国三年（1914 年），考取盖平县博洛堡高愈明创办的中医讲习所学医。民国九年（1920 年）在营口市永世街咸春堂药店坐堂行医。民国十三年（1924 年）由市长曲廉本主考中医士合格。

魏氏成年行医后，医名日隆，出诊时车马迎送，诊金 5 元，1938 年《营口新报》曾于 6 月 17 日报道："魏沚洲乃名医高愈明先生门下之高足也。……深得高君衣钵真传……在营县数载于兹，素抱济世救人之心，无论新宿旧疾一经魏医治即无忧也，是以颇受各界之欢迎，每日门前车水马龙，大有山阴道上应接不暇之势云。"

1950 年，魏氏响应市人民政府号召，首先参加中医联合诊所，全心全意为患者服务，深受群众赞誉。1958 年任营口市西医门诊部中医科主任后，尽职尽责，热心中医学术，在视力减弱的情况下，仍带徒讲课，以培养后继之中医人才。曾被选为营口市三、四、五届人民代表大会代表，辽宁省二届人民代表大会代表，市政治协商会议二、三、四届委员。1957~1959 年连续三年被评为市劳动模范。

魏氏秉承高师真传，医风利落，配方简赅，一般方不出 8 味，临诊先扶脉，后问症，随即出方。每诊 1 患，先选药味，后定剂量，并以治疗痹症见长，曾以黄芪 1.5 千克治脱肛而收奇效。在年老视力不佳时，借其助手视力，仍能准确地望、闻、问、切，照常参加门诊及医事活动，为防下药有误，都由助手复诵，听后无误方可，因患肺脑病，于 1969 年 12 月 25 日逝世，终年 71 岁。

原玉田

原玉田（1898—1978），原名鸿来，生于营口县二道沟永安堡。

原氏幼读私塾6年，因其喜爱医学，于民国五年（1916年）拜盖平县吕聘之为师学中医3年。民国八年（1919年）起，在盖县大房村，营口县五户屯自设鸿春堂药铺坐堂行医28年，1947年8月迁至营口市郊和市内，开设玉田诊所4年。1951年响应营口市人民政府号召，与他人联合，成立营口市第四中医联合诊所并自愿将私产资助联合事业。1958年4月1日任市中医联合诊所二所所长。1958年营口市联合中医院成立时为首任妇科主任。1958~1960年，因工作成绩显著，被评为辽宁省卫生先进工作者，同时连续3年被评为市劳动模范，并被选为营口市第三、五、六届人民代表大会代表；营口市第二、三、四届政治协商委员会委员、常委。1973年11月16日参加中国共产党。1978年4月6日，因心肌梗死逝世，终年80岁。

原老以医疗为职，勤奋于诊治，积累了丰富的临床实践经验，尤对中医妇科颇有独到见解，造诣较深，在本地区享有很高的信誉。他认为“治疗妇女病需以调肝为先”，“妇人以血为主故多血病……”，“女子多血虚……”，在治疗上强调“女子以调血养血为主，而调血、养血关键在于调和肝脾，疏通气机”。他常说：“气滞则血脉不疏，气虚则鼓血无力，气脱则血散而不收，理血必先调气，气顺则血自调。而肝既主疏泄，又主藏血，可谓气血之枢纽。”故特别强调妇人以肝为主的理论，可见原老对理气以达治血病的原则之重视。因此最善使用逍遥散、小柴胡、血府通瘀汤，以及四物、八珍、养荣、女金、坤灵……均收到良好效果。

张岫云

张岫云（1899—1974），铁岭县泛河乡人。18岁随师学医，22岁独自开业，因医德高尚，疗效显著，远近驰名。

1956年，辽宁省卫生厅调其防治乙型肝炎，因张氏成绩显著，留省中医院工作，1958年，该院改为辽宁中医学院附属医院，张岫云任儿科中医师，因善治小儿疾患，被誉为小儿王。

张氏治学严谨，勤求古训，熟读诸家古典医籍，尤崇尚《伤寒论》与《金匮要略》，虽晚年仍手不释卷，孜孜以求，临床带徒，积累医案。著有《张岫云医案》1册，约4万字，先后于《辽宁中医》《辽宁医药》杂志上发表。1976年，经其高徒李树勋整理，更名为《张岫云医案百例》，由辽宁中医学院刊印发行。该书简要说明中医辨证论治的理法和处方遣药的依据，使学者一目了然，明白易懂，且所收病种较全，治验丰富，按例编号，便于查阅。

张氏辨证悉遵八纲八法，且多师仲景，特别在儿科治疗上有独到之处，其特点：一是辨证明确。常谓“物有本末，事有终始，病有标本主从，治有先后缓急”，只有辨别标本先后，掌握缓急，才能丝丝入扣，收到预期治疗效果。二是不轻易变法更方。他认为“辨证既已明确，施治见效，就不应轻易更换治疗方法”。三是选用古方。他认为“病有定名，方有定法，药有专能”，故多宗古人原方，根据病情依法加减。他说：“古方都是经过前人反复临床验证总结出来的有效方药，只要我们辨证明确，用之多可取效。”四是遣药清淡少精，慎用苦辛，他对药物组成力求精简，小方小药便于小儿服用，他认为“小儿稚阴稚阳之体，脏腹柔软，气血不充，肌肤未坚，神志未备，选方遣药以清淡少精为宜，应慎用苦寒辛燥之品，以免损伤脏腑，耗伤见阴。其颇具特色之小方小药，往往收到良好效果。

孙树功

孙树功（1900—1968），别名孙叙九，新民县人。

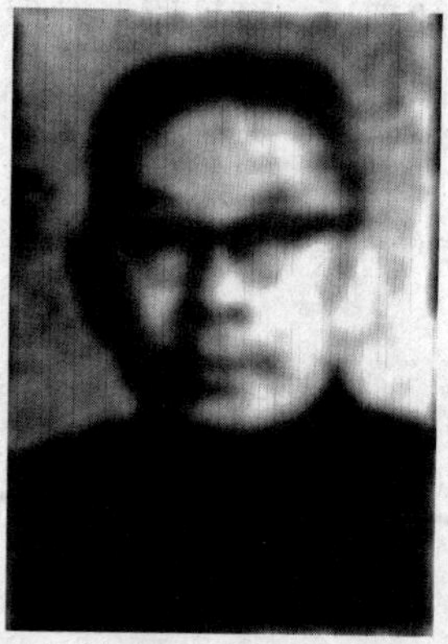
孙树功像

孙氏自幼聪颖好学，天性沉稳，勤于思索。高小毕业后，因家中贫穷，不能升学，只好拜师学医，最初在其岳父孙佑书开业处学了5年，后又入沈阳崔氏医学私塾就读。其间，他博览群书，孜孜不倦。上溯《黄帝内经》，近及金、元、明、清各家学说，其刻苦钻研，师古不泥，辨证精当，处方灵活。1920年起，先后于彰驿站广济堂、沈阳寿春堂、德仁堂、树功诊所等从医30余年，治病不计诊资，心存济世，德术兼备，因疗效颇著而负盛名。

1956年8月，孙氏在沈阳市南市中西医联合诊所工作，其医术得到进一步发挥，尤对内科、妇科疾病有独到之处。长于治“中风”及“崩漏”。注意虚实，强调辨证，指出只有辨证确切，才能精于法治。治疗中风时，提出肝风是中风的前兆，中风是肝风的后果，主张以镇肝熄风为主，清热豁痰开窍为辅，处方用药精妙，不贸然使用辛温、发散、升浮之品，倡以“失笑散”治疗冠心病，至今仍广泛应用。

1956 年 11 月应聘至辽宁中医学院附属医院，他治学严谨，一丝不苟，诊病之余，认真备课，结合临床，精心教学，努力培养中医人才，其著作手稿，大多散失，虽经后人搜集，所得无几，殊为可惜；几经收集，仅有小部分得以整理后发表。1956 年曾被选为沈阳市南市区人民代表，1958 年被评为辽宁中医学院先进生产者。孙老在沈阳市中医界颇具声望，堪称辽沈名医。

迟永清

迟永清（1906—1978），生于河北省青龙县半截河村的一个半农半医家庭。

迟氏儿时就读于本村私塾，从父学整骨技术，1935 年来抚顺谋生，投亲不遇，便设摊行医，1 年余，名声传开，病人称“治红伤先生”，1936 年在千金寨自设“润生堂”从事整骨，1951 年 8 月在抚顺市新抚中医联合医院工作，1956 年抚顺市中医院成立被任命为骨科主任，后晋升主任医师。

迟永清整骨技术，经采取中西医结合疗法，形成了独具特色的医疗体系，使祖传整骨疗法得以发扬光大，远近闻名，常有自黑龙江、内蒙古、广州、北京等地病人慕名求治。祖传整骨验方疗效肯定，已成为抚顺市整骨定型药品。1964 年迟永清主持总结了“中医骨折小儿桡骨小头半脱位 1517 例临床分析”，省科委、省卫生厅给予很高评价，已撰写成《迟氏整骨学》，但由于“文化大革命”，手稿散失而未能出版。

他曾被选为抚顺市一至五届政治协商委员会委员和常委。“文化大革命”期间被扣上莫须有罪名，遭受严重折磨，1978 年 6 月 14 日才给予平反、恢复名誉，不久因患癌症于是年 12 月 21 日逝世，终年 72 岁。迟永清性情豪爽，乐于助人，对待病人一视同仁，均热诚相待，有钱治病，无钱也给治病，故颇得人心。

邢布利德

邢布利德（1908—1987），生于阜新蒙古族自治县蜘蛛山乡塔子沟村，蒙古族。

邢布利德自幼家庭贫苦，民国六年（1917年）到宝安寺当喇嘛。早晚习经，并学蒙藏语言文字。民国十三年（1924年）拜医术高超的乌恩巴雅尔为师学习蒙医。民国二十年（1931年）起先后于当地和佛寺乡卫生院行医。1960年调入阜新县城任中（蒙）医院副院长，1978年成为第一任阜新蒙医研究所所长、名誉所长，蒙医主任医师。

邢布利德曾认真地阅读了大量蒙藏医药典籍并不断探索，在理论上造诣很深，临床经验亦颇丰富。切脉时精神高度集中，诊断准确，如直视其病。四诊八纲、理法方药均能运用自如，除治疗主药之外，往往以“引子”的形式进行加减，辨证施治，逐步形成了自己独特的医疗风格，常常药到病除，遂成为阜新一带远近闻名的蒙医。

他对治疗肝病、类风湿、冠心病、脉管炎、脑血栓形成和再生障碍性贫血等疑难杂症均有一定专长，晚年医术更有提高，有的视为“不治之症”，经其治愈者时有所见，被誉为“草原神医”。他数十年如一日，不分寒暑昼夜，有求必应，有请必到。“文化大革命”期间，虽身受迫害，也不离医疗岗位。在其患病期间，对远路来的病人仍热心接待，他说：“人家千里之外来求医，我哪能只顾自己，让人家白跑呢？”其医德医风亦堪赞颂。

邢布利德对蒙医长期的探索研究，取得显著成绩。1973年，他主持编译的《蒙医金匮要略》（蒙文）由内蒙古人民出版社出版。1985年，所著《蒙医方剂选》一书，由民族出版社出版，深受蒙医界欢迎。他与沈阳军区总医院合作的《蒙医药治疗再生障碍性贫血的临床疗效观察》课题研究，1986年通过了论证，并列为省市重点科研课题，继续深入观察研究。

鉴于他对蒙医药事业发展做出的贡献，1958年出席全国医药卫生技术革新经验交流会；1959年作为少数民族代表到北京观礼；1980年加入了中国共产党；

1983 年受到国家民委、劳动人事部、中国科协的嘉奖；1985 年国家出版的《中国名人录》和辽宁出版的《今日辽宁》都载文介绍了他的事迹。

他曾先后任辽宁省三届政协委员、阜新市政协副主席、阜新市人大代表。在学术上曾任中华医学会辽宁省分会理事、阜新分会理事长、阜新县蒙医学会会长等职。邢布利德病逝后，县政府于 1987 年 4 月 5 日在其家乡塔子沟村，为其建墓树碑。

牟仁先

牟仁先（1916—1977），出生于丹东东沟县。

牟氏幼年勤奋好学，及长秉承庭训学习经典，随父牟国珍从事中医骨科，历 10 年尽得家传。

民国三十七年（1948 年）随父来大连行医，在中医骨科方面疗效显著，名声鹊起。乃由中苏造船公司工会的资助，创立了“大连仁先整骨医院”，设有床位。1954 受聘于大连造船厂职工医院，任中医科主任。1958 年被邀请参加全国卫生技术革命经验交流会，受到周恩来总理的接见。同年被中国医学科学院邀请为特约研究员。曾被选为大连市第二届政协委员、中华医学会大连分会中医学会的理事。多次被评为省、市先进工作者。

牟氏行医 40 年，治学严谨，兼收并蓄，融家学为一体，自成流派。治疗骨折提倡“动静结合，以动为主，筋骨并重，医患合作”。在固定方面，用苦酒膏和绷带加附纸夹板，代替传统的小夹板，既可塑形，附体又可达到舒筋、活血、散瘀、止痛作用。此种苦酒膏固定，为牟氏独家创造。在内服药方面，加服宝珍和苍术丸，有利于促进骨折愈合。其经验多次在市卫生局举办的中医整骨学习班上传授。牟的弟子不下百人，已成为辽南地区中医整骨之魁。当地群众称之为“牟整骨”。

梁子川

梁子川（1919—1979），山东省福山县人。

梁氏幼年家贫，但勤奋好学。民国二十二年（1933 年）于烟台市德源东学徒经商，业余潜心自修《医学三字经》《医学实在易》《医宗必读》等医书，并参加天津中医函授教授，又拜请业师长期指导攻读《黄帝内经》《难经》《伤寒论》《金匮要略》等经典著作，常逢病家之求治，给以方药，收效良多。经10年深钻苦研，终于自学成才。

梁氏先后于大连积荣药房、旅顺大德堂药房坐堂行医。1949年聘为市中医考试委员，1952年获中央卫生部中医师资格证书，同年与旅顺医（药）同仁组建联合诊所任所长。1956~1978年任旅顺口区中医院院长。曾被选为中共旅顺口区第六届代表大会代表，旅顺口区第八届人大代表、市政协委员、省中医学会理事、市中医学会副理事长。多次被评为省、市卫生系统先进工作者，1978年获市特等劳动模范称号。

梁氏从医40余年，治学严谨，守辨证施治之法则，从脾胃入手，调正脏腑。更可贵的是破除医不扣门的世代沿袭，利用工余和节假日随访或巡诊病人。1971~1978年共建家庭病床350多张，深受群众称颂。

梁子川勤于著述，撰有《中医脏腑辨证施治的基本规律》《中医妇科脏腑辨证论治的基本规律》《冲任二脉对妇科崩症的临床意义》《运用对立统一规律指导临床实践》《土验单方选》《大连地区常用中药材配方手册》《中医基础知识三字经》《清热法在临床上的应用》等10余篇论文，对推动旅顺口区中医事业的发展起了重要作用。

梁子川热心中医事业，为培养人才积极倡办中医学徒班，亲临执教，培育人才，为发展祖国中医事业做出了贡献。1959年当选为中国人民政治协商会议旅大市委员会委员，辽宁省和旅大市中医学会理事会理事、副理事长。1978年3月和12月，先后当选为中国共产党旅顺口区第六次代表大会代表和旅顺口区第八届人民代表大会代表。多次被评为辽宁省和旅大市卫生系统先进工作者。1978年，荣获旅大市特等劳动模范称号。

往事如碑

何梦瑶坐堂行医

何梦瑶（1693—1763），字报之，号西池，晚年自号研农，广东南海人，清代岭南名医。自幼聪颖，熟读经书，旁通百家，才华出众，尤以诗名，被他的老师、广东督学惠士奇所赏识，有“南海明珠”之誉及“惠门八子”之称。28岁时考中进士，为官近20年，先后在广西义宁、阳朔、思恩等地为县令。十几年后，“迁牧辽阳，则又但以善政闻。”——迁任奉天辽阳（今沈阳）州牧，以善于政事闻名。作为名医，他在沈阳留下足迹的正是这一段。

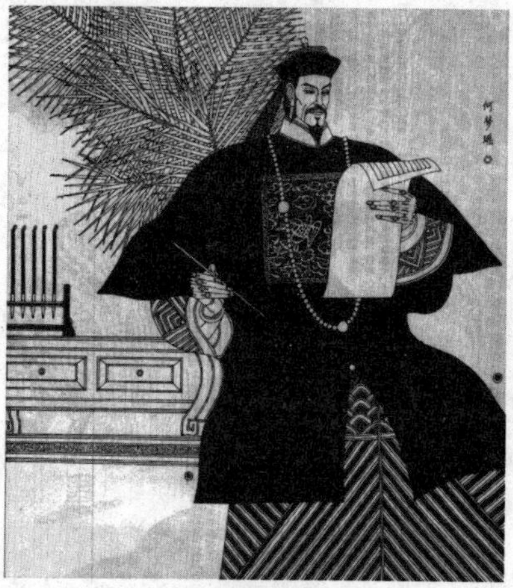
何梦瑶画像

何梦瑶一直对医学感兴趣，素有研究。“其在思恩也，疠疫流行，西池（何梦瑶）广施方药，饮者辄起。制府策公下其方于诸邑，存活甚众”。在沈阳任上，他一面勤政，一面为民治病，可以说，像仲景一样坐堂行医。有一个病例曾引起轰动效应。有个叫王洪的患者，患精神病一年多，发疯时竟然扑入柴火之中，身体被烧焦烂，体无完肤。何氏命人给他敷药治疗，几天即愈。然后，何氏坐于官厅上，令武士将王洪缚于院中柱子上。王洪不服，边骂边唱，州人围观如堵。何氏先以刑令威吓之，旋即予以汤药，令两人把持其耳朵强行灌下。不一会儿，王洪大吐并且泻下，其病竟然治愈。民众都惊为“神医”。从此，何梦瑶的医名逐渐传开。在沈阳他写下了自己的代表作《医碥》。

乾隆十五年（1750年），何梦瑶辞官归乡，身无余钱，竟贫至不能备舟车归乡，绝对是个清官。还乡后出任广州粤秀书院、越华书院、肇庆端溪书院院长等，热心医学教育，济世利民。

晚年悬壶自给，以医学终其身。生活清贫，仅老屋数间，遮蔽风雨而已。室中除琴书药囊之外，绝无余物。他认为“富贵利达，朝荣夕萎，而著述行世可以不朽”。故他不求富贵，甘贫乐道，以著书为乐，一生勤于著述，1751 年刊行了《医碥》，陆续还编著了《三科辑要》（妇、儿、痘疹）、《追痨仙方》和《神效脚气方》，此外尚有《本草韵语》《四诊韵语》《乐只堂汤头歌诀》《针灸吹云集》《伤寒论近言》等，以及诗文、音律、哲学、史学、数学等方面的著作，差不多著作等身，其中以《医碥》最为著名。明代王肯堂著《证治准绳》脍炙人口，何梦瑶很欣赏，称为近代医书之冠。但觉得该书奥博难读，因此作《医碥》以羽翼之。其书文简而义赅，深入而浅出，可与《证治准绳》一并传播，是一部很好的中医入门书，在医史上占有一席之地，至今仍在刊行。

相关链接：《医碥》简介

《医碥》一书共 7 卷。第 1~4 卷为杂证。其中卷 1 载脏腑说、心包络三焦说、五脏配五行八卦说、水火说、命门说、五脏生克说、五邪说、十二经配三阳三阴说、六气说、六气后论、运气说、补泻论、反治论、标本说、表里论、阴阳论、夏月伏阴辨、气病、血病、发热、潮热、恶寒、寒热、诸中论，卷 2 列伤风寒、破伤风、伤暑、伤湿、瘟疫病等 25 种病证，卷 3 列肿胀、黄疸、消渴、泄泻、腰痛等 37 种病证，卷 4 列厥逆、抽搐、遗精、阴痿、癫狂痫等 35 种病证。第 5 卷为四诊。望色列察面、察目、察耳、察鼻、察唇齿、察舌、察身、察手足；闻声；问诊列问寒热、问头身、问饮食、问二便、问汗液及血、问昼夜轻重、问证见先后、问七情；切脉列脉之部位、脉之形体、脉之行动、脉之歇之、脉配四时五脏、人迎气口、男女脉同异、胎孕脉、脉有顺逆、脉证从舍、南北证辨。第 6、7 卷为诸方。其中卷 6 载气病、血病、发热、潮热、恶寒、寒热、中风、中暑、破伤风、咳嗽等 39 种病症的常用方剂 608 首，补遗方 2 首；卷 7 载痹证、呕吐、霍乱、大便不通、小便不通、关格、厥逆、脚气、癫狂痫、阳痿等 36 种病症的常用方剂 394 首，方后附录有七方、十剂、服药法则、煎药用水歌等内容。总之，此书文字简要而寓意深，可以说都是经过作者在实践中加以运用提炼之后写成的，使之论理详明，概念明确，有理有据，有方有法，颇有个人见解，可供临床参考。

现存主要版本：清代乾隆十六年原刻本；清代刻本同文堂藏版；1922 年上海千顷堂书局石印本；1982 年 6 月上海科学技术出版社点校本。

长寿中医 164 岁

民国年间，在辽宁东部山区，出现了一位超级寿星，活到 164 岁。他就是宽甸县太平哨镇的阮国长老中医，这是有史记载的千真万确的事。

（1）长寿奇观——两朝七帝五总统，一百六十四春秋。

阮国长的 164 岁高龄写在《宽甸县志》中。据《宽甸县志》记载：阮国长（1760 —1924），祖籍山东登州府蓬林县。生于 1760 年 4 月 28 日，其父阮世盛，母孙氏，阮国长为其独生子。父母早丧，8 岁时随养父到辽宁金州读书，后经商谋生。17 岁时娶妻张氏，生有一个儿子。22 岁时张氏病故，45 岁时儿子亦亡，此后鳏独一生。63 岁时阮国长来到宽甸太平哨小茧场沟族侄阮有祯家，行医经商。他在此地整整生活了一个世纪。

在漫长的生命历程中，他的牙齿曾经三落三出，头发分别于 74 岁、130 岁和 140 岁时，由白变黑，复始三次，当地盛传他“返老还童”。东边道尹王顺存巡边时，路过太平哨，听说阮国长已经 163 岁仍不显老，便亲自前往造访，为证明阮国长的真实年龄，特请乡人来核实。当地老人说：“我童年时所见的阮国长就是今天的模样，163 岁无疑。”王顺存当即索取书面证明，拍摄照片，并将随身携带的 50 元大洋悉数赠予阮老人。

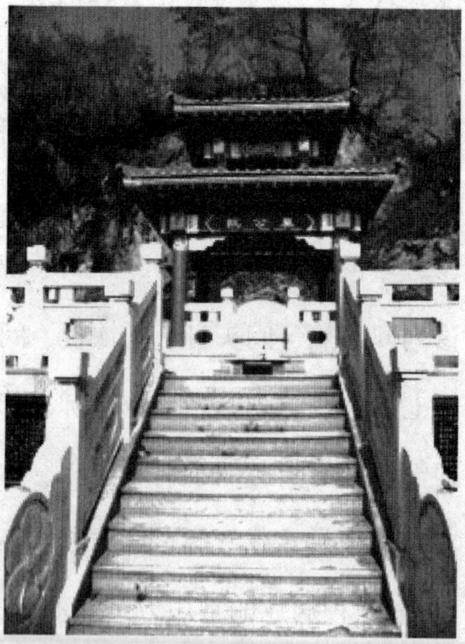

阮公墓

1924 年，阮老人辞世，宽甸县知事汪翔题赠挽幛：“两朝七帝五总统，一百六十四春秋。”意为阮国长历经两朝：清朝，民国；七位皇帝：乾隆、嘉庆、道光、咸丰、同治、光绪、宣统；五位总统：孙中山、袁世凯、黎元洪、曹锟、冯国璋。

（2）养生之道——起居有恒，饮食有节，运动有时，清心寡欲。

据老一辈人介绍，阮国长长得又瘦又小，很单薄。但是 164 岁的高寿确实是旷世奇闻，堪称世界第一寿星，阮老人究竟有何长寿秘诀？

其一，老人有良好的生活习惯。史载，宽甸县第四区（太平哨）公所助理员王羽翘奉命调查阮老人的养生之道，见阮老人须发黑白参半，耳聪目明，言谈清楚，记忆强健，精神矍铄，甚为惊奇，问阮老人有何养生之术？阮老人答道："起居有恒，饮食有节，运动有时，清心寡欲。又有咽津法（即吞咽津液），保养津液，灌溉脏腑，如甘露滋润万物。"王顺存听后大为赞赏，这几条养生之道与《黄帝内经》所论养生大法"食饮有节，起居有常，不妄作劳，故能形与神俱，而尽终其天年，度百岁乃去"颇相吻合，似乎表明老人对中医经典下过工夫。

其二，良好的自然环境。宽甸山水怡人，森林覆盖率高，是远近闻名的长寿之乡，当地盛产石柱参和林蛙，是两种珍贵的补品。阮老人的生活之地——宽甸太平哨镇的茧场村，依山傍水，一条小溪将山村一分为二，以前分别称为"小茧村""大茧村"，如今合二为一称"茧场村"。村中有一低矮石山，村民称之为"砬子山"，村旁小溪涓涓流淌，汇入不远处清澈见底的半拉江，真所谓山清水秀，居养怡人。

当地有一"长寿泉"，当年阮老人四处行医，每当路过此地必饮此泉之水。此泉吸天地日月之精华，集灵山秀水之神气，有延年益寿之功效。长寿泉分静水、活水两类，静水用一水池储存；活水可拧开水池旁的龙头，随意饮用。入口时微觉清甜，入得腹内，只觉一股清气随气血运转，遍体生津。据当地人讲，醉者饮此泉，当即解酒；轻微的头疼脑热，饮此泉有药用之效。

阮老人不吸烟，平素喝酒，但讲究有时有度，绝不狂饮烂醉。

（3）德善俭勤——以善为本，俭以养德。

除上述原因外，阮老人积德行善的处世情怀，也是他添福增寿的一大原因。在阮老人的墓碑上，刻有这样的话："以善为本，劝忠孝，重伦常，讲因果，守善道，不道人恶，不詈人畜，逢人劝善，不遗余力；俭以养德，勤则体强，终生做善事而不行坏事，人之至德也。生为己欲者，虽生如死，利国利民者，虽死犹生。"这是其为人处事的写照，德善俭勤四字可以说是老人品行的概括。

县知事汪翔曾呈报东边道转呈省政府："似此高年，洵属旷世人稀，自应给予养老金，以示优异。”省长王永江命东边道尹各县赠阮老人养老金 3 000 银元。钱送到老人手里时，老人连连摆手，表示不要，他说：“我现在吃得饱睡得暖，什么也不愁。你把钱放到庙里，我还得给钱站岗。不要，一个子儿也不要。”无奈，只好把钱存在县衙里，专供老人生活之需，随用随取。老人俭省，到去世时尚余2 600银元。

阮老人一生襟怀坦然，性情开朗，善解人难，遇有家庭不睦，邻里纠纷，总要登门苦口相劝，动之以情，晓之以理，直到和好为止，种种善行义举，使得阮老人广受当地人爱戴。

（4）行医济世——免费行医，捐资建校。

58 岁时，阮国长腿患疮疾，回蓬莱医治，无意中得秘方治愈。从此开始研究医学，为人治病，1823 年，开始行医。一般沿着股河流域以及桓仁等地行医，所谓行医，大多是免费性质，只开方，不卖药，为儿童治病不收分文，故而收得干儿义女遍布沟沟岔岔，在这一带名望很高。

阮老人没留下子孙，他视太平哨地方所有的孩子都是他的后代。政府给他的养老金舍不得花，至死还剩下 2 600 银元。料理完老人后事，县知事汪翔将这笔钱交给当地管事宋世传，说太平哨小学只有几间草房，就用这笔钱建个校舍。阮老人地下有知，一定会双手赞成的。宋世传自己设计，亲自监工，很快建成了一座样式别致的两层楼房校舍，是一座古色古香的欧式建筑。面积约 640 平方米，命名为“步月楼”，为缅怀老人，激励后代，太平哨小学现在已改名为“阮老人小学校”，目前是国家农村中小学现代远程教育工程的项目基地，阮老人捐资修建的步月楼则已成为市级文物保护单位。

自阮国长老人始，太平哨即有兴学重教之风。从这所小学走出的官员、学者等不计其数。仅在宽甸县，很多领导干部均来自太平哨镇，都曾就读于阮老人小学，在步月楼度过了难忘的学生时代。当地人戏言，出自太平哨镇的领导干部可以组成一个齐全的宽甸县领导班子。阮老人泽被后世，给予后人的恩德“青山不断，绿水长流”。

（5）后事昭彰——东亚人瑞，重修墓亭。

1924 年 1 月 27 日，一场大雪过后，宽甸大地一派银装素裹。这天早晨，阮国长无疾而终，享年164岁。消息传开，从乡到县直到省，政界要员及社会名流纷纷顶风踏雪，来到宽甸山村，向这位老人吊唁。

灵堂上花圈似海，挽幛如云，省政府赠送的匾额题为《东亚人瑞》，省长王永江赠送了挽联，题为："百六四年游戏人寰堪称人瑞，三千万众流传佳话不羡地仙。"后任省长莫德惠赠挽绢额一幅，题《东陲人瑞》。东边道尹王顺存赠送的匾额题为"国光人瑞"。据知情人介绍，这些政要名流赠送的挽幛牌匾以及阮老人的照片等，早年被征集到了省里，不知下落何处矣。

阮老人原来安葬在大茧村的半拉江畔，前依水后靠山，原为土葬，墓的右侧曾是一座香火颇盛的寺庙，阮老人晚年曾经在这里生活了很长时间。"文化大革命"期间，庙与墓均遭破坏。1991年当地政府在村中土路旁的小石山下出资重建，水泥发拱，重新入殓，立墓碑一座。近年有人出资重新修缮，增建一亭，望之肃穆典雅。沿石阶而上，可见这座红檐飞顶的方形二层廊亭，正面刻有"阮公墓"字样。廊亭下有一水泥砌筑的坟包，坟前立有石碑，碑顶一行篆书：东方人瑞，下书六个大字：阮公国长之墓，另有阮老人的生平介绍。墓地的东边是石柱参的产地，西边则是著名的旅游胜地——青山沟。

每年清明时节，机关学校及各界人士纷纷前来扫墓，敬献花圈，缅怀这位享寿根高的老中医。

相关链接：《内经》论养生

"上古之人，其知道者，法于阴阳，和于术数，食饮有节，起居有常，不妄作劳，故能形与神俱，而尽终其天年，度百岁乃去。今时之人不然也，以酒为浆，以妄为常，醉以入房，以欲竭其精，以耗散其真，不知持满，不时御神，务快其心，逆于生乐，起居无节，故半百而衰也。

夫上古圣人之教下也，皆谓之虚邪贼风，避之有时，恬惔虚无，真气从之，精神内守，病安从来。是以志闲而少欲，心安而不惧，形劳而不倦，气从以顺，各从其欲，皆得所愿。故美其食，任其服，乐其俗，高下不相慕，其民故曰朴。是以嗜欲不能劳其目，淫邪不能惑其心，愚智贤不肖不惧于物，故合于道。所以能年皆度百岁而动作不衰者，以其德全不危也。"——《上古天真论》

先有广生堂，后有沈阳城——辽沈最早的中药店

“先有广生堂，后有沈阳城”。流传于沈阳的这句民谣生动地刻画出广生堂的历史渊源。广生堂可以说是有文献记载以来沈阳最早的药房，其出现的时间大约是明代万历年间。1625年当老罕王努尔哈赤改建后金都城时，广生堂已经在城内开业多年了。

乾隆四年（1739年），城内往来关内外贩卖药材的商贩已经不少，祖籍山东的商人卜涿如就是其中的一个。坊间传闻，因为他关内的口音令人听不清，很多人一直误以为他姓“布”。这位卜先生不识字，以至于把“布”字写在他面前也不知道错了。这个差错直到他的后人中有了读书的才得以纠正。当时河北有个中药材的集散地安国，卜涿如专门贩运药材到东北多年，在盛京城内有几间专门储存药材的房子，他正在筹划着在盛京城内开设一间中药店铺。

刚巧这时候，老广生堂的店主要弃业，出兑药铺，卜涿如当即花了18 000两白银买下了老广生堂房产，重整门面。仍用广生堂的招牌，意思是广济众生，利用老字号经营自己的店铺。广生堂的店址位于北城墙九门附近一条南北走向的胡同的路东，努尔哈赤改建沈阳时，这条胡同就被叫作广生堂胡同，可见它资格有多老。卜涿如对此行业已了如指掌，买下广生堂后，由药贩子发展为药商，拥有门市房四间，诊室二间，存放药材库房二处，另外还有专门制作中药饮片、成药生产的“外栈”，雇用的柜伙就有30多人。由于占有地理优势，资金雄厚，药材优质，经营有方，广生堂药店在盛京城内逐年发展，生意日渐兴隆。在广生堂坐堂行医的中医有冯茂林、李逢春、王丕显、杜毓林等人。

到民国时期，广生堂先后在沈阳大南关、北市场及铁岭和抚顺等地开设了8个分号。店铺所用药材均采自川、云、贵等地，有丰富经验的药工严把质量关，上柜台的饮片必须经传统方法制作，饮片销售一律实行单味分包。据载，药房还曾经为禁毒配制过“林则徐”牌戒烟药，先后生产的成药有200多种。

老沈阳四大药房

清末民初，沈阳的中药店发展已有50余家，除了广生堂之外，当年中街还拥

有声名较大的中药店宝和堂、万育堂、天益堂三家，算得上沈阳中药业的四大名店，这四家老字号的大药房在人们心目中享有很高的声誉。

宝和堂创建于乾隆十年，万育堂创建于嘉庆二年。有意思的是，这两家药店的主人也都姓卜，至于三家卜姓药房是否有亲属关系，流传的版本则不统一。

一种说法是，宝和堂是卜氏家族在广生堂的基础上开设的新店；另一种说法是，宝和堂乃另外一户卜姓人家创办，发迹的路线跟广生堂的卜涿如类似，从老家逃难到河北，从贩运药材开始起步，后来就在河北省安国创立“永和堂”一间，随即在沈阳中街立了字号“宝和堂”，由“永和堂”收购关内药材发往东北，“宝和堂”收购东北药材发往关内，两头得利，互相照应。再后来，永和堂掌柜的儿子子承父业，又在沈阳另立了“万育堂”药店。

无论其中关系怎样，这三家老字号大抵算是同气连枝。那时，商业帮派十分普遍，沈阳的经商者又多是外地人，同乡之间更是彼此照应，这三家卜姓药房形成一个帮派，与另一家山西人经营的天益堂以及其他药店竞争，合情合理。据说，卜家的药材买卖一直开到了东北的抚顺、辽阳、营口、长春、哈尔滨、齐齐哈尔等地，不但货真价实，而且对贫穷人家看病大多减免药费，受到民众欢迎。

天益堂则创建于1824年，虽然创立较晚，由于选址位于中街闹市区，规模又大，所以，后来居上，竟然居于四大药房之首。天益堂的创办人武学畴，是山西太谷县人。其父武贵亮早年闯关东谋生，在新宾县落脚。经人指点，进山采集人参，奔波几年，竟然发财，人称“人参客”。武贵亮头脑活泛，有钱了就开始往城里发展，在东北各地办起烧锅、当铺、杂货店等生意21家。生意越来越大，难免有伙计生病，为了吃药方便，也省些钱，他便在沈阳开办了天益堂药房。由于资金雄厚，门市位置好，加上管理有方，药品齐全，服务周到，还创造出自制的名牌产品，如清宁丸、回天再造丸、大活络丹等，到清末民初，竟一跃而成四大药房之首。

老沈阳四大名医

民国年间，老北京有肖龙友、施今墨等“四大名医”，声誉卓著。其时，沈阳亦有沈、马、刘、高“四大名医”，即沈文魁、马二琴、刘冕堂、高振铎四人，个个身手不凡，医名冠于辽沈地区。

沈文魁（1888—1958），字宗之，原籍河北滦县，早年师从沈城名医朱昆山先生，1910 年在小南关开设益善堂，开始行医，擅治内科疾病，尤擅温病。1922 年被选为奉天医学研究会（沈阳最早的医会组织）副会长，后曾任会长。1924 年与名医马二琴共同创办了《奉天医学杂志》，是沈阳历史上最早的中医刊物。1921 年受《盛京时报》之约，开办“医事琐谈”专栏，连载于报端，深受赞许，颇有影响。新中国成立后，曾任沈阳市政协常委。

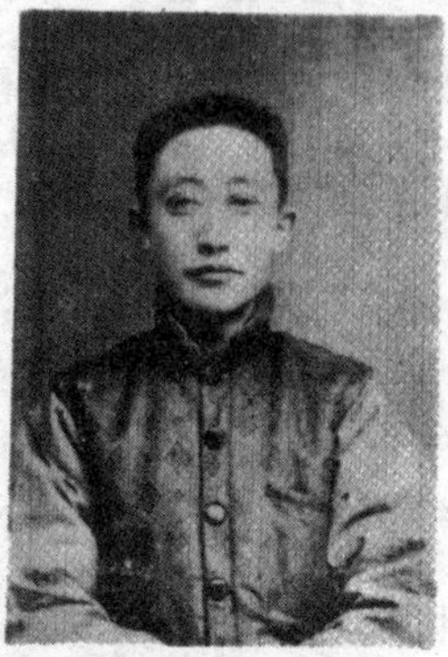

沈文魁

马二琴（1892—1969），原名英麟，字瘦吟，因喜爱收藏的两张古琴，故又自号二琴。马氏天资聪慧，博学多闻，除精通医学，尚工诗善书法，酷爱音律，为沈城著名诗人兼曲艺评论家。开设春雨堂药店于大南关，门前自书联语：十年读书十年临症，存心济人存心济世。从中可见心胸。曾任奉天医学研究会会长，沈阳国医公会主席及张作霖帅府保健顾问等职，经常为张作霖和帅府人员治病。

马二琴最大的贡献是在日伪时期保存了中医力量。新中国成立后的 1955 年，马二琴被聘为中国医科大学副教授，中医教研室主任，是中国最早被授予副教授头衔的中医。从 1964 年起，先后被选为辽宁省人大代表、政协委员。1969 年死于“文化大革命”中。

刘冕堂（1876—1947），原名景素，号冕堂，因崇拜金代名医刘河间，又号筱河间生。沈城著名儒医，德技均佳，人誉“擅岐黄术，具菩提心”。家住大舞台石头市胡同，刘冕堂为沈城医界硕彦，疑难病症，常能着手回春。他最大业绩在办学育人，著书立说。

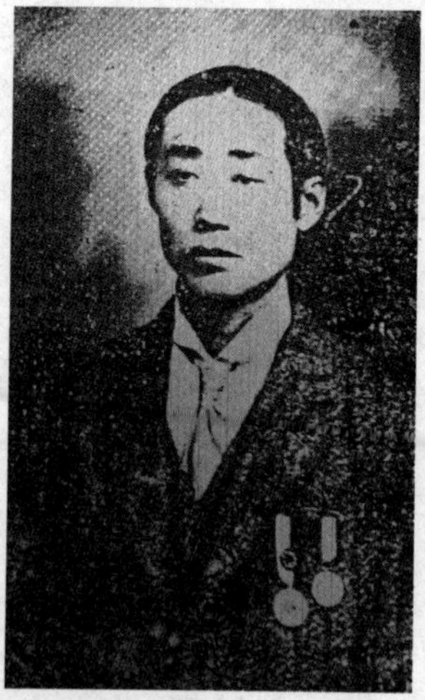

高振铎

高振铎（1875—?），字警堂，四大名医中最年长者，为医界名流，时人称其“学术宏深，为沈医之领袖”。早年被聘为陆军 27 师（师长张作霖）军医官。

1924年春天被奉天市政公所聘为卫生科医员，担任奉天医学研究会第一任会长，兼省会警察厅医官，在大东门里经营志仁堂药店，发明有双层化积膏，“起沉疴于指掌，活人无算”。1918年，名医张锡纯在沈阳出版《医学衷中参西录》，即由高振铎审校，并撰写序言，署名即是“陆军二十七师军医官，奉天商务药行医学研究会正会长”。

四大名医均曾担任过市政公所或市政府考医委员，当年沈城百姓可谓妇孺皆知。

辽宁最早的中医著作——《医学摘粹》

东北历来是荒僻之地，经济、文化均不发达，至清代并无医书出版。光绪二十二年（1896年），庆恕所撰《医学摘粹》一书，乃是辽宁历史上最早的医学专著。

庆恕，字云阁，原名庆恩，因为与顺成郡王同名，所以改为恕，清末奉天府满洲镶黄旗人。生于清道光二十年（1840年），卒于民国八年（1919年）。同治庚午年（1870年）中举人，光绪丙子年（1876年）中进士，授官户部主事。在此期间，为政干练，屡次处理各地复杂案务，“皆切中窾要”（都能抓住问题关键），为皇帝所嘉许，晋升郎中。1896年，派赴甘肃，任凉州知府。1904年，升任青海大臣，相当于青海省长，到民国改元（1912年）时卸任。庆氏居官三十余年，结重案，平番乱，政绩卓著，且清廉自持。解官之时，堂堂一个省长，竟无路费归里，幸赖同乡资助，始得返回故乡，可知是个清官。回沈阳后，贫困无钱购房，只好租屋以居。

庆恕为官四十余载，除政事以外，尤精医学。乃因早年母亲患病，多方诊治，为庸医所误。“因思为人不可不知医”，于是广泛涉猎医学，凡《黄帝内经》《伤寒论》《金匮要略》经典之说，徐灵胎，陈修园、高士宗、张隐庵、黄元御名家之论，多所宗爰。光绪二十二年（1896年）庆氏将其20年间探究经典和行医体会，所撰《伤寒论十六证类方》《伤寒论证辨》《四诊要诀》《杂证要法》《本草类要》五种医书，辑为一编，名之曰《医学摘粹》，博采众书精粹，是年在北京出版。这可以说是辽宁历史上最早的医学专著。“一时京都人士，求方问诊者，接踵其门”。该书先后于光绪二十三年（1897年），民国二年（1913年）、四年（1915年）、五年（1916 年）在甘肃五凉、沈阳六次再版，流传颇广。

1913 年春，清末抚顺县举人张奎彬（字得珊），在沈阳创办中国医学研究所，即中国国医学校，授徒教学，又应诊行医。适值庆恕归来，张氏久慕先生道德文章，聘其为名誉所长，并以《医学摘粹》作为授课教材，将其再版，为之作序。庆氏在校期间，治病诲人，声望很高，桃李满门。民国五年（1916 年）《医学摘粹》增订，庆氏又补入《伤寒论证方歌括》《杂病证方歌括》《论书诗钞》等卷，由奉天作新印刷局线装铅印再版，此为庆氏生前最后版本，1983 年由辽宁中医院彭静山教授重新校点，于上海出版。有学者认为，“《医学摘粹》一书，乃先生倾毕生心血，撷取古典医籍之精粹融汇而成。旁征博引，美善兼臻。出版数次，畅销不辍，谓为名著亦无不可”。

民国八年（1919 年）庆云阁因病去世，享年 79 岁，逊帝谥曰“勤僖”。“先生为宦海中之名医，精明以全道；医林中之名宦，清廉以淳德，为清代所鲜有”。另外著有《医学实在易》《养正山房诗文集》《讲武要法》《三字心法》《大学衍文约旨》等书。

庆云阁与张奎彬两先生，皆醉心于医学。一位官至封疆大吏，却存仁心以济世，堪称名儒名宦，名医名著；一位平生仕途不济，弃儒而就医，可谓不为良相，便为良医。两位先生既为同乡，又为同道，虽年龄相殊，却成忘年之交。同为名医，共举医校；同心同德，共兴国术。殊途同归，实为辽沈医史所罕见。

沈阳最早的医学研究所

历史上中医属于自由职业，同道之间素少交流，形同散沙。直到 19 世纪末，沈阳没有任何中医学术组织。清光绪末年，承德（今沈阳）知县曾石农“以东省医学无根柢，……悬壶者多于滥，每致害人”，于光绪三十二年（1906 年）在沈阳大东关创办“医学研究所”，曾氏自任所长，是为沈阳最早成立的医学研究组织。

该所于当年 8 月 12 日发布告示，谕令全城“不论住铺住家凡业医者”，一律于 10 天内到所报到，登记注册，组织学习。规定各科医生“将随日临症医案脉论”，每 5 日送研究所一次，以凭考查。同时每月进行一次考试，由研究所“命题令各医生作论策一二篇送阅”，曾知县亲自审阅，加以按语，同时评定等第分数，张榜公布。其成绩优良者给予文凭，方准业医，但“仍需随时考试加以免荒疏”。成绩低劣者令其补习，倘终无长进，令其改行，“以免误人”。当时考试屡获优异成绩的张奎彬、刘冕堂、高振铎等人后来成为沈阳名医。

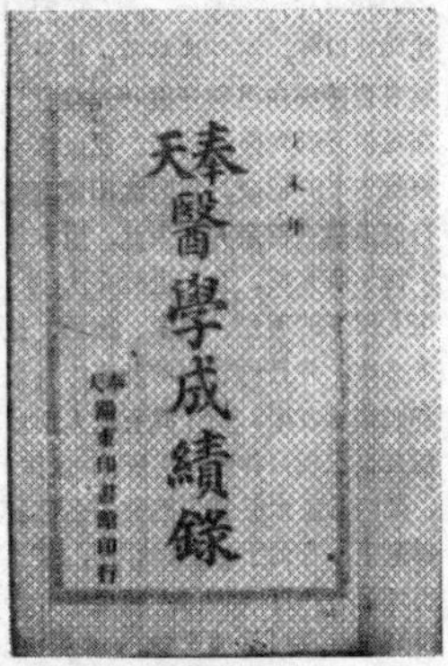

该研究所不仅组织学术研究，由于知县亲任所长，所以也具有官办性质，从一定意义上说行使着管理职权。如研究所规定凡匿不报名者，“一经查出，立令停业，并即究问”。还责令“外科丸散膏丹各药随时送堂考查，以防害人”。

值得一提的是，研究所规定医生报名“不取分文”“如有冒充本所执事在外招摇取利”，一经查出，“立即送县究治”，医生也不得向研究所人员“赠取分文，致干未便”。医学研究所开办 2 年，“人争向学，医风为之一振“，推动了沈阳医学术的发展，培养了一批名医，为国民初期沈阳中医的迅速发展做出了一定的贡献。后曾石农转职他省，研究所遂停办。

宣统二年（1910 年），奉天府知府孟秉除重又提倡办医学研究所，谕令全城医士考试，共考取 170 余人，准予行医。惜未及一年，亦因孟转职他去而停办。民国元年（1912 年），新成立的“奉天医院研究所”将曾石农审阅并加按语的优秀试卷结集出版，名之为《奉天医学成绩录》，为沈阳医学研究留下了宝贵的资料。

沈阳最早的医会

中医历来是个体执业的行当，没有行业组织管理，形同散沙。民国元年（1912 年），由名医甘志谦、孙庭弼、高振铎等人发起，倡组医学研究会，全城中医云集响应。因无会所场址，请此前已成立的药行出面，向奉天商务总会借予房舍作为会址，原拟定名“奉天医学研究会”。药行不满，提出既然在商会院内，且由药行出面借的会址，应添上“商务”和“药行”字样，否则便通知商会不借房舍。药行财大气粗，不得已最后定名为“奉天商务药行医学研究会”。由于药行势力大，实际上掌管会内大部分事务，每年轮流由两家药房派人驻会，会长、研究长除讲学、考试外，他事不得过问。第一任会长为甘志谦，副会长为孙庭弼、高振铎，研究长是王有声，另设干事长一职及编辑、调查、评论、交际、总务、经济等部。该会属民间组织，会长诸职均系名誉职，不支薪金。医学研究会自成立后虽屡经变动，但其组织机构均略同于上述模式。该会以提高学术为宗旨，主要工作有：

（1）开展学术研究。吸收学员到会学习，由会长、研究长轮流讲学，按月考试，民国初年，许多学人由此步入岐黄（从医）之途。

（2）编辑出版会刊及讲义。选择优等试卷中理法清晰，论说详明者，由会长、研究长等加以评议，整理成帙，每年出版一册，统名为《奉天医学成绩录》，先后出版八九册。曾担任医学研究长的名医刘景素先后编撰了《医学讲义十门》（1921年）和《初等诊断学》（1925年）作为研究会讲义。

（3）统一印制处方笺、诊断书等。

（4）向主管中医考试的警务部门和市政所推荐考医委员。

（5）鉴定医疗事故。

1915年，因甘志谦等贪污会款，由高振铎接任会长，副会长为王有声、鲁继武，此后担任过副会长的有赵煜麟、张振远。1922年，副会长马英麟、沈文魁（字宗之）二人因医会多年受制于药行，向会长高振铎提出建议，欲行改革，摆脱药行控制，另行组织医会。药界阻挠未成，遂于1923年8月成立新的“沈阳医社”，马、沈二人为主任干事，高振铎被聘为顾问，旧会自然解体。

经过年余，医与药界始终不和，矛盾加深，医社几至不能立足。1924年冬，新任商会会长张志良关心医界，与刘景素等人召集医会人员，调解医药界矛盾，于同年11月成立“奉天医士公会”，脱离药行控制，张志良任会长，另选医界名宿14人组成委员会。马英麟、沈文魁为编辑部长，创刊了《奉天医学杂志》。

1929年会制变更，改名为“沈阳国医公会”，选举马英麟为主席，高振铎、沈文魁为顾问。1931年，国民党政府中央卫生部又颁新法，改为会长制，改选沈文魁为会长。不久因医会内部人事矛盾，于同年9月又改选马希援为会长，高秀山、李静修为副会长。

“九一八”事变后，医会一度陷于停顿。1932年，重又恢复活动，更名为“奉天市医士会”，人事大致无变动。1934年，伪沈阳警察厅以医士会成立两年来，“未有起色”及“诸多不力”为原因，令其改选，王恺当选为会长，肖毓麟、赵景春当选为副会长，同时改为董事制，由二十人组成。同年12月，由医士会组织办起“医士讲习会”，分三期对会员轮训，参加人员450人。1938年，医士会改名为“奉天市汉医会”，人事无变动。1941年2月，为准备参加中医考试，汉医会准备了“汉医讲习会”，吸收学员参加，先后举办三期，近300人参加，今沈阳名医刘绍勲、查玉明等即为当时学员。同年6月，奉天省汉医会成立，肖毓麟任会长，沈阳分会选李润田为支部长。

“八一五”光复后，沈阳成立“中医师公会”，选举肖毓麟为主任委员，李润田、黄景桥为副主任委员，另有马希援、马英麟等九名常委，不久改为理事制，人员无变动。1946年，肖毓麟病故，改选马英麟为理事长，黄卿临为副理事长。1948年，国民党政权指令更换中医师证件，医会内部因意见不合，马英麟辞职，黄卿临接任理事长，直至沈阳解放。

沈阳中医，半出其门——辽宁最早的中医学社

刘冕堂（1826—1947），原名刘润苍，号冕堂，沈阳人。自幼研读儒书，后潜心医学，清光绪三十三年（1907年），以最优等成绩毕业于奉天官立医学研究所。1916年被推举为奉天医学研究会研究长。因景仰金代著名医家刘完素（刘河间）而取名景素，别号筱河间生。他是民国年间沈阳的一位杰出的中医教育家，一生桃李芬芳，培育出众多中医人才。

清末，沈阳没有一所中医学校，学医主要靠学徒、家传和自学几种方式。鸦片战争后，西学东渐，沈阳出现了西医学堂。刘冕堂深有所触，他说：“近鉴泰西列强储医有设学栽培之策，果能遵而师之，庶可造良医。”为改变中医教育落后状态，1912年他毅然关闭了自家开设的私塾馆，办起了“燠休中医学社”，常年招收二三十人，刘冕堂担任主讲，另外聘请名医来校授课。“燠休中医学社”是沈阳办学最早、时间最长的私立中医学校，从1912年到1933年陆续培养出一批批中医人

才。辽宁中医学校教授彭静山曾撰文称："沈阳中医，半出其门。"可见影响之大。后来成为沈阳名医的马二琴、雍伯平、韩治远、那熙亮、刘绍勲等均出其门下。

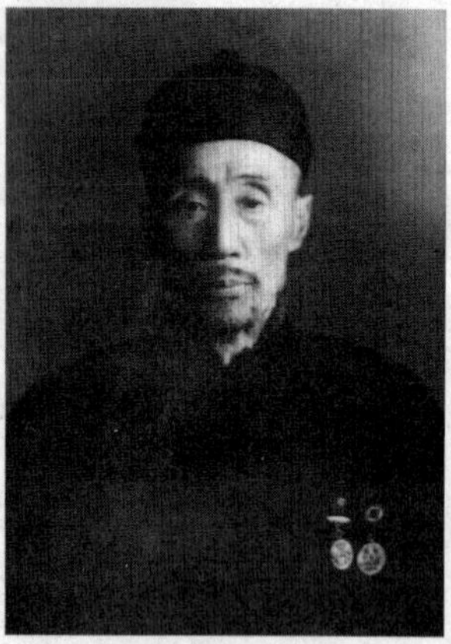
刘冕堂像

刘冕堂亲自动手编写一些讲义。如《医会讲义十门》一书，"远绍先辈之各科精义用昭国粹；旁收西医与针师绝技以新医识"，对药剂、内、外、妇、儿等科做了精要阐述，不啻一部小型中医百科全书，给后学者带来很大方便。又如《初等诊断学》一书，分望、闻、问、切四篇，10万余言，法赅理尽，被称为"诊断之宝鉴，临症之指南"，该书出版后，深受同学同道喜爱，颇有"洛阳纸贵"之概。其他如《脉理抉微》一书，对脉诊做了深入研究，可惜现在已不多见了。

除主办"燠休中医学社"外，刘冕堂还积极参加其他中医教育活动。作为奉天医学研究会的研究长，他每周给学员授课一次，纯尽义务。1926年，他应聘兼任新成立的同善中西医学校的中医教授；1933年在奉天共荣学院的"汉医专修科"讲授《伤寒论》；1935年和1941年，奉天医士会两次举办"汉医讲习会"，培训全市中医，刘冕堂均担任《伤寒论》课程讲授任务。可以说，当年沈阳的中医几乎没有未听过他授课的，真可谓桃李满门。

值得一提的是，刘冕堂当年经常勉励学生认真学习西医知识，他说："窃望诸君毕业之后，朝夕余暇，彼西医之诊断、药物、生理、解剖等，尚可择一而研究，庶可蔚成风气，增高医识，方免中医之前途有向隅坐困之悲观也。"早在20世纪20年代就能提出这种见识实属难能可贵。他还经常教育学生"以拯危救苦为怀，复兴国医为志"，自己更是身体力行，堪为师表。有例为证，当年沈阳麻疹屡发，每年都有数百儿童夭折，刘冕堂甚以为忧。时有浙江名医朱丹山治此病颇有经验，人誉"麻仙"，著有《麻症集成》一书。刘冕堂购得此书大喜，意欲再购此书分赠同学医友。岂料书已售尽，殊感遗憾，无意中翻及该书殿页印有"版权所无，任人翻印"八字，遂慨然出资翻印一千册，分送同仁，其济世教人之心于此可见一斑。

一份珍贵的老中医履历

丁丑年五月六日履歷書存稿

履歷書　劉潤蒼　光緒二年十月廿九日生

籍貫奉天省城內警察署大西门警察官吏派出所　萬寶蓋胡同十六號门牌

現住所奉天市城內警察署小北门警察官吏派出所　中街路北十二號门牌

光緒十年二月一日入私塾讀儒書十一年繼從尹宜亭在大西门裏讀留書五年

光緒三十二年四月十日入奉天官立醫學研究所逐月研究

光緒三十三年三月初三日由官立醫學研究所領得文憑

民國五年八月十二日奉天醫學研究會選舉爲研究長

民國七年十一月二十日蒙奉天省長頒發奬勵書

民國九年九月七日經奉天省會警察廳考試發給醫士執照（康德四年五月已將此照繳呈）

民國十三年六月十七日經奉天市政公所考試發給醫士證書

民國十七年一月六日在奉天城內小西门裡謙益堂執行醫士業務

民國十九年四月十九日換領遼寧民政廳醫師臨時證書

大同元年四月二十九日奉天市政公署考查國醫委員會聘爲委員

康德二年十一月二十二日奉天市醫士講習會聘爲漢醫講師

康德二年十二月一日入奉天市醫士講習會講習六個月

康德三年七月三十日奉天漢藥同業公會聘爲編纂漢藥成方委員

康德四年一月十日移奉天市中街路北萬年青藥店執行業務

康德四年一月十七日由奉天市醫士講習會領得修了證須至履歷者

以上所具是實

康德四年五月六日

此呈請登錄履歷書稿據呈請時徐修了證因具倒置故寫康德三年六月十七日

前轉移中街時潤蒼名下寫庭名景素四個字此次不准寫二名故去之

中医之有院，实自此始——全国最早的中医院

历史上，中医都是个体行医，没有医院建制。1918 年在沈阳成立的立达医院，是国内最早成立的中医院，院长为名医张锡纯。

张锡纯（1860—1933），字寿甫，河北盐山人，清末民初著名医学大家，中西医学汇通派的代表人物，主张“师古而不泥古，参西而不背中”。先祖累世业儒，兼习医业。张锡纯自幼随父习儒，稍长亦习医。后两次秋试未第，遂淡于功名，专心习医，读医书百余种，医术渐熟，在乡里行医 10 余年。辛亥革命后，应聘从戎于德州驻军，后移师武汉，被直鲁联军聘为军医处处长，医名鹊起。由此被奉天（今沈阳）税捐局局长齐自芸看重，“以奉省良医之少”，与东三省官银号总办刘海泉相商，于 1918 年仲秋聘张来沈阳，在大东关创办立达医院，委其主持院政。“立达”之意取自《论语》“自欲立而立人，自欲达而达人”。该院位于沈阳市大东路大什字街东侧，现 138 中学教学楼后的一个院落里，有房 20 余间，设内、外、针灸三科，设有病床，是国内成立最早的中医院，有人称“中医之有院，实自此始”。后来成为山东省名医，曾为毛泽东治病的刘惠民先生就曾在立达医院行医，深受张锡纯赏识。

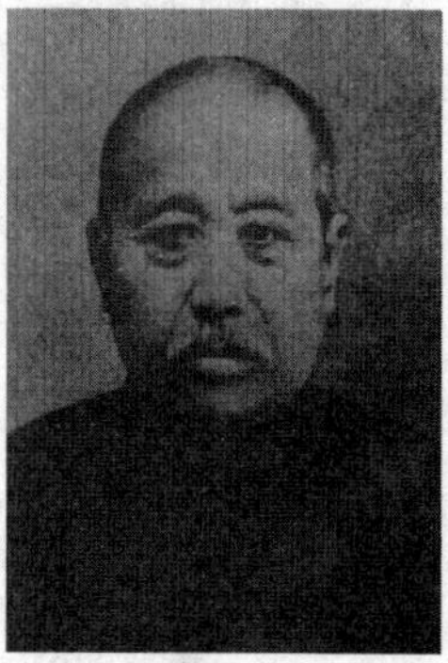

张锡纯像

时张氏年届 58 岁，学验俱丰，初到沈阳，“果治愈重危之证多人、声誉大起”，且“西医难治之症，经先生救疗则多立起”。如沈阳县署一位科长患梅毒，在洋人医院治疗 20 余天，头面肿大，下体溃烂，周身壮热，谵语不省人事。亲友邀张氏诊视，为免洋人医师察觉，托言探友。诊后张氏认为系梅毒类杂温病，仅服药 2 天，即意识大清，病人遂决意出院到立达医院治疗，10 余天后痊愈。

前来立达医院求诊者甚多，既有奉天省长、议长、陆军参谋长等军政要员，更多的是工、商、教学等各界军民百姓，患者遍及大连、抚顺、本溪、开原、丹东等省内几乎所有县市，足可见当时盛况。张锡纯每诊必留病志，在所著《医学衷中参西录》一书中，就记载有在沈阳诊治的 150 多个病例，占总数的 2/3 还多，

大多记有患者姓名、年龄、职业或地址，至于症状记叙、立案法度等均层次井然，堪为医案典范。

张锡纯治病胆大心细，认真负责：“有疑义难遂断定者，则翻书籍，或绕室往复不能休，既有所悟，虽昏夜，立命车，诣病家，携药督煎，维护达旦，盖每救人于验服已具之顷。”如治奉天高等师范张某，因温病误治而少腹肿痛，破孔 5 处，尿时 5 孔皆出尿，肾囊肿而溃烂，睾丸透露，病势岌岌可危，西医束手无策。张氏治以内托生肌散，治疗 20 多日，竟得结痂痊愈。

张锡纯还以立达医院为基地，积极开展了授徒教学活动，授徒即以《医学衷中参西录》为讲义，令其自阅，张氏则只于“难领略处间为讲解”，学会书中 160 余方，需以三年之久。此间学生能亲睹张氏用诸方治病，名医李春芝、唐绍周、万泽东、侯东平等即曾投其门下。张氏还经常到奉天医学研究会和同仁切磋学术，与当时名医刘冕堂、马二琴等往来甚密，引为挚友。1923 年底，直奉战争爆发，张锡纯离开沈阳，回到家乡沧州行医。

《医学衷中参西录》在沈阳首次出版

近代中医史上，出版发行最多的专著当属张锡纯的《医学衷中参西录》，总数在 100 万套以上。这部医书第一次印刷出版是在辽宁沈阳，其中有着很多时运机缘。

1909 年，张锡纯已学验俱富，写成了《医学衷中参西录》的前三期八卷（方剂篇），但并未出版，心怀谦谨，“拙作本怀救世之心，深恐己误误人”，希望能找个名家“校正”一下。1916 年秋，沈阳天地新学社学者苏明阳携自制天地新模拟“入都呈准”。张锡纯慕其名声，“函寄医书（即《医学衷中参西录》书稿）”“请校正焉”。苏明阳“翻阅数过，观其审证精详，立方确当……以之问世，临证必不胫而走”，认定是一本好书。但苏氏自知“仆于医学，粗知津涯，何足负校长之责？必质诸高明，始不负寿甫（张锡纯）先生济世之苦心”。于是，他先与同社张钟山、姜指欧三人一起于 1916 年春向内政部为该书申请注册，取得了出版资格。然后苏明阳回沈阳：“乞奉天医学研究会正、副会长高振铎、王松阁两先生暨精于医术诸同人，详加校正。”后由天地新学社社友集资印刷出版了《医学衷中参西录》第一期。看得出，没有沈阳人苏明阳等人的鼎力相助，《医学衷中参西录》恐怕出版不了，至少不会这么快出版。

书出版后，“风行全国，远及海外，咸称为中医界第一可法之书”，《绍兴医药学报》称为“医家必读之书”，《奉天医学杂志》称为“至贵至宝之救命书”，其后印行多次。1919 年、1924 年又在沈阳先后出版了该书第二、三、四期。

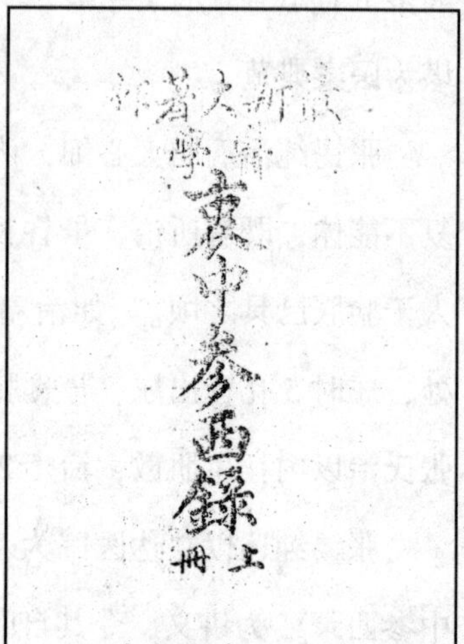

《医学衷中参西录》封面

张氏在沈阳期间，先后为《奉天医学杂志》《上海中医杂志》《医界春秋》《新加坡医学杂志》等 9 家医学刊物撰写大量医论、医话文章。这些文章后来结集出版，成为《医学衷中参西录》的第五期，虽是在天津出版，但其写作却主要是在沈阳。粗略算来，《医学衷中参西录》全书逾百万言，约有一半写于沈阳。从质量上说，众所公认，该书最精辟的部分是前四期，即自创新方与药物学讲义部分，而这些正是在沈阳出版的。

可以说，张锡纯在沈阳期间是其一生中学术成果最丰富的时期，达到其学术水平的顶峰。《医学衷中参西录》前四期在沈出版，奠定了张锡纯作为蜚声全国的一代名医的基础。当时与江苏陆晋笙、杨如侯，广东刘蔚楚同被誉为“医林四大家”，又与慈溪张生甫、嘉定张山雷并称“名医三张”。

1954 年，张氏之孙张铭勋将《医学衷中参西录》的版权及遗稿献给国家，实现张氏宏愿。1957—1985 年 28 年间，河北省先后 4 次整理印行《医学衷中参西录》，总发行量近 50 万套。从 1985 年至今又是 28 年，各地出版社的各种版本有增无减，现在达到 100 万套应该绰绰有余了，堪为近代医著出版数量之冠。不要忘了，该书的最初发行地是在沈阳。

张锡纯制方治霍乱

近代东北曾发生几次鼠疫大流行，在 1910 年的鼠疫暴发中，据记载，仅 1910

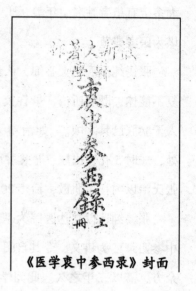

年至1911年3月，东北至少有6万人死于鼠疫。

1919年秋，沈阳暴发霍乱，防疫部门向张锡纯询方治疗。张详察病势，精心拟就急救回生丹和卫生防疫宝丹二方，治霍乱吐泻转筋，诸般痧证暴病，头目眩晕，咽喉肿疼，赤痢腹疼。他还亲自监制200料分送患者，效果确佳，“大抵皆愈”。例如，“有刘某某见病者卧街头，吐泻转筋，病势垂危，而刘某某适带有卫生防疫宝丹，与以数十粒，复至茶馆寻开水半盏，俾送下，须臾吐泻转筋皆愈，而可起坐矣。继有尚某某，来院购防疫之药，即将卫生防疫宝丹二百包与之。其煤矿工人患霍乱者，或服八十粒，或服一百二十粒，皆完全救愈，由斯知卫生防疫宝丹之于霍乱，既可防之于未然，又可制之于既发，其功效亦不减急救回生丹也。”

张锡纯还将此方登报公之于众。后抚顺等市县霍乱流行，依法治之，救人无数。直隶故城县袁某某来函称：“前次寄来急救回生丹方，不知何以斟酌尽善。初故城闹疫，按方施药六十剂，皆随手辄效。后故城外镇郑家口闹疫，又施药二百剂，又莫不全活。”

直隶盐山孙某某来函：“一九二四年六月，友人杜某某之母得霍乱证，上吐下泻，转筋腹疼，六脉闭塞。生诊视后，为开卫生防疫宝丹方，共研作粉，每次服一钱。服第一次，吐泻稍止。服第二次，病即痊愈。斯年初冬，邓某某之儿媳得霍乱证，时已夜半，请为诊视。吐泻转筋，六脉皆无，心中迷乱，时作谵语。治以卫生防疫宝丹，初服仍吐，服至二次，脉即徐出而愈。”这些都是张氏在辽宁期间做出的巨大贡献。

相关链接：

急救回生丹：治霍乱吐泻转筋，诸般痧证暴病，头目眩晕，咽喉肿疼，赤痢腹疼，急性淋证。组成：朱砂一钱五分，冰片三分，薄荷冰二分，粉甘草一钱细末。

上药四味共研细，分作三次服，开水送下，约半点钟服一次。若吐剧者，宜于甫吐后急服之。若于将吐时服之，恐药未暇展布即吐出。服后温复得汗即愈。服一次即得汗者，后二次仍宜服之。若服完一剂未痊愈者，可接续再服一剂。若其吐泻已久，气息奄奄有将脱之势，但服此药恐不能挽回，宜接服后急救回阳汤。

朱砂能解心中窜入之毒，且又重坠，善止呕吐，俾服药后不致吐出。此方中冰片，宜用樟脑炼成者。因樟脑之性，原善振兴心脏，通活周身血脉，尤善消除毒菌。特其味稍劣，炼之为冰片，味较清馥，且经炼，而其力又易上升至脑，以清脑中之毒也。薄荷冰善解虎列拉之毒，西人屡发明之。且其味辛烈香窜，无窍不通，无微不至，周身之毒皆能扫除。矧与冰片，又同具发表之性，服之能作汗解，使内蕴之邪由汗透出。且与冰片皆性热用凉，无论症之因凉因热，投之咸宜也。粉甘草最善解毒，又能调和中宫，以止吐泻。且又能调和冰片、薄荷冰之气味，使人服之不致过于苛辣也。

卫生防疫宝丹：治霍乱吐泻转筋，下痢腹疼，及一切痧症。平素口含化服，能防一切疠疫传染。组成：粉甘草十两（细末），细辛两半（细末），香白芷一两（细末），薄荷冰四钱（细末），冰片二钱（细末），朱砂三两（细末）。

先将前五味和匀，用水为丸如桐子大，晾干（不宜日晒）。再用朱砂为衣，勿令余剩。装以布袋，杂以琉珠，来往撞荡，务令光滑坚实。如此日久，可不走气味。若治霍乱证，宜服八十丸，开水送服。余证宜服四五十丸。服后均宜温复取微汗。若平素含化以防疫疠，自一丸至四五丸皆可。此药又善治头疼、牙疼（含化），心下、胁下及周身关节经络作疼，以及气郁、痰郁、食郁、呃逆、呕哕。醒脑养神，在上能清，在下能温，种种利益，不能悉数。

以上二方，后方较前方多温药两味。前方性微凉，后方则凉热平均矣。用者斟酌于病因，凉热之间，分途施治可也。后方若临证急用，不暇为丸，可制为散，每服一钱，效更速。

辽宁最早的中医杂志

20世纪20年代，由于西医的冲击与政府取缔中医的威胁，中医到了生死存亡的关键时刻。众多有识之士积极行动起来，组织医社、医士公会等，联络同志，刊行杂志，研究学术，普及中医，积极为中医呐喊。辽宁历史上最早的中医杂志就在这种背景下诞生了。

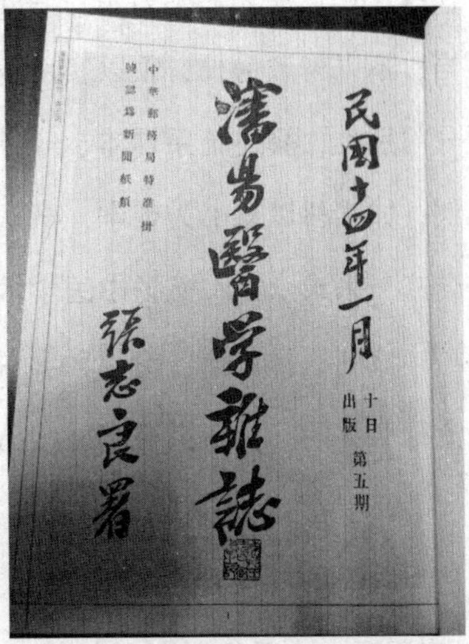

沈阳医学杂志

1924 年秋天，由名医马二琴、沈文魁等人牵头创办了《沈阳医学杂志》，由沈阳医社发行，名医张锡纯、刘冕堂任主编。出版四期后，因奉直战争、张锡纯回乡等原因而停刊。其后在新成立的奉天医士公会的支持下，1925 年 1 月 10 日续出第五期，改由奉天医士公会发行，张志良任奉天医士公会会长，刘冕堂任研究部长，沈文魁、马二琴任编辑主任。

从 1925 年 4 月出版第七期开始，更名为《奉天医学杂志》。该刊面向全国发行，但因交通因素，发行范围主要集中在本省之内，发行对象主要是奉天医士公会的会员。历时五年，坚持每月十日按时出版，每年出版十期（每年正、腊两月休刊）。后因战乱、经济等因素于 1928 年 3 月出版第二十六期后停刊。

该刊经费主要由医会同仁捐资赞助，作者发表文章“奉赠杂志一册”，“恕不酬资”（亦即没有稿费）。经常为该刊撰稿的有名医刘冕堂（景素）、马二琴（瘦吟）、高振铎、沈文魁（宗之）、孙允中、景仰山（遗著发表）、李春芝等。外省许多名医也经常赐稿，聘为“特约撰述员”，如沧州张锡纯（寿甫）、嘉定张山雷、慈溪张生甫、绍兴曹炳章、江苏时逸人、无锡周小农、上海刘蔚楚、杭州沈仲圭等，堪称“海内名宿，当代医豪”毕集，他们均曾多次发表佳作，使得该刊具有较高的学术水平。

《沈阳医学杂志》是沈阳第一本医学杂志，也是东北医学刊物之先驱，在诸多近代史籍中，被列入辽宁历史之最。为此，当地政要和社会名流对该刊十分支持，奉天商会会长张志良为杂志题写了刊名。虽然出版时间不长，但对推动辽沈地区医学的发展，普及医学常识发挥了作用，特别是在保存和发展东北的中医方面做出了一定的贡献，这与它的办刊特色和学术贡献密不可分。

该刊主旨为昌明医术，阐扬学理，立足于学术研究与临床验案交流。沈文魁在《沈阳医学杂志》序言中写道："际斯时也，亟宜集全国之名流，采群言于适当，不以辩驳为长，须以实用为主，将吾国历代医籍，穷源究委，编为基础之学，分门别类，纂述统系课本，千头万绪，归于一贯，使后学有所遵循。再仿科学体例，如某科以某书为蓝本，某病以某法定方针，此概言其大范也。"号召汇集医界名流，采录众言，弘扬中医学术。

该刊栏目包括：论说、学说、笔记、纂述、医案、验方、药物、文苑、通讯、流行病、问答、杂俎等，显然已经具备了现代中医杂志的模式，起点很高。

"论说"栏目内容涉及几个方面：一是中医学会的社会活动和重要文件，主要是为中医的社会地位奔走呼号，为中医的振兴大声疾呼。如刘冕堂（景素）的《奉天医士会召集同人宣言书》（第五期）、《提请奉天医士公会联络团体上书力争北京教育部将国医加入学校系统案》（第十八期）等，可以窥见时代风云。二是中医药评论，主要是论述中医的基本理论或对中医领域存在的问题进行评说。三是在西学东渐的背景下，探讨如何弘扬中医的问题。如马二琴（瘦吟）的《国医此后当如何思想》（第二十五期），认为医道实与治国平天下之大道同出一辙，绝非方技二字所能尽之，故以无形证有形，匹虚以喻实，活法天机，纯乎自然。若求之形迹，反失下乘。洋医侵入，专谈形迹，但一些以国医为业者，竟然也跟着附和，以西医之术以为奇，"舍其固有之学理而不求"，强调中西医汇通，当以中医为宗，而不能舍本逐末。四是正本溯源，系统阐述中医的根源与流传，如王有声的"医道搜原""医道传流"等文章。

"学说"栏目的内容专注于学术探讨，显得系统而深刻。所涉内容大致有三：一是比较中西医术。二是阐述中医理论。如刘冕堂的《切诊概论》"温病条辨原病篇第一节蠡测"，张锡纯的"历叙用小青龙汤治外感痰喘之经过及通变化裁之法""论胃气不降之法"，张生甫的"仲景处方用药之灵变"等。三是联系新闻热点。如1924年，孙中山应邀北上共商国是，孰料未及抵津，时局发生重大变化。到天津后肝疾复发，卧病张园，转赴北京协和医院先后接受肝部割治、雷锭照射等治疗，一月后病情转危。马二琴在《孙中山先生心肝二病之妄谈》（第七期）指出："中山之病，其错误原因有二：一自误，一协和医院之误也。人五脏六腑十二经，皆气血联络，生生不已，此千古不易之理也。据云肝已成脓，病在肝而治肝，固治病之大法也。然既将肝上脓血刮净，即可复生，何竟不效而反甚耶？窃意心如槁木一语，乃中山之真病源也。中山不知，而协和医院之大夫亦未知也。”接着笔锋一转，用中医理论分析了此病的病因、病机与治疗方法，最后批评西医博士头痛医头的弊端。马二琴另有《英国流行肺炎病之观测》一文，是根据报纸上《伦敦流行肺炎病》的新闻报道，认为就是我国所谓的春温病，借此阐述中医治疗春瘟病的方法。这些文章既有时事性又有知识性，可读性强。

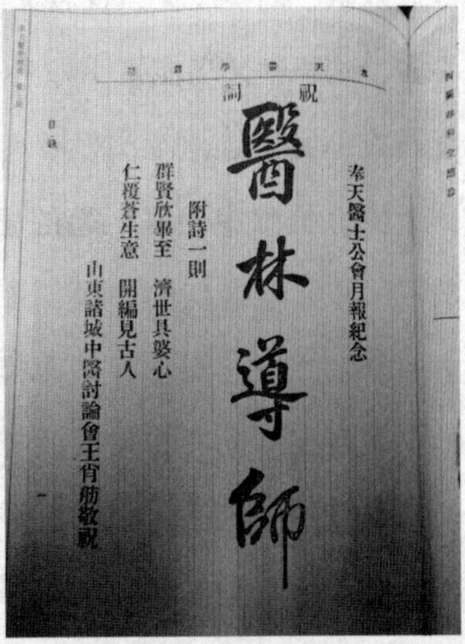

针对当时流行病暴发，该刊增设“流行病”栏目。如刘冕堂的《中西医霍乱论并序》，针对当时报纸上刊登的鼠疫即将暴发之类新闻有感而发，从中西医两方面论述霍乱的症状及其防治措施，不仅安抚了民心，而且彰显了中医的防疫能力。另有沈宗之的《流行病之推测》，曹炳章的《时疫之预防法》《时疫之看法》等，都根据中医的辨治特色，对流行病进行分析研究，提出诊疗、防治对策，为疫病防治做出贡献，也有力回击了中医无用的言论。

该刊中的广告，仅限于中医、中药及其书讯、培训信息。还经常刊登一些书法作品，都是各地中医名流为刊物的题词，既反映了中医同行对该刊的评价，也留下了难得的笔墨资料。此外还刊登杂志同人的照片与个人简介，为研究这些医界前辈，留下了较为翔实的资料。

综合分析该刊，其时代特点有下面三点：

(1) 反思中医衰落的原因。面对中医的衰落，深刻反思中医界自身的问题，如时逸人在“中医振兴之希望”一文中指出：“中国医学，所以一蹶不振者，古学之荒废多矣。”高文通在“中医衰于不勤学论”一文中指出，医道“搜罗不富，不足以称名世之医；见闻不广不足以悉古今之理。”“青年学子，意在幸成，能悉沉浮，侈然自诩。症之混扰，不求明达于心；理之朦胧，犹具枝节之见。荣利为怀，医道以微，朗朗经文，视若无睹。”认为这正是中医衰败的主要原因，因为“读书不多，则积理又乌能富乎？各是其是，平素理未贯通，临症更昧然罔觉矣。以自误误人，可悲也夫。”

（2）提出中西医汇通的思想。面对来势汹汹的西医和元气大伤的中医，该刊没有陷入孰优孰劣的争论之中，既没有采取排斥西医、力保中医的保守路线，也没有采取放弃中医、全盘西化的激进路线，而是采取与时俱进、中西汇通的做法，在借鉴近代西医科学方法解释中医问题、发展中医理论方面，做出了大胆尝试。如张锡纯的《论中西之药原宜相助为理》一文表达了取西医之长、补中医之短的见解。有的还采取借西医术语、说中医道理的做法，高振铎的《中医解剖说》，认为解剖实为医道之门径，不仅西医有解剖，中医也有解剖，早在《黄帝内经》中已有详尽的人体解剖描述，只是后人漫不加察，一笔勾销而已，因而特举《黄帝内经》脏腑解剖之说详加论述。

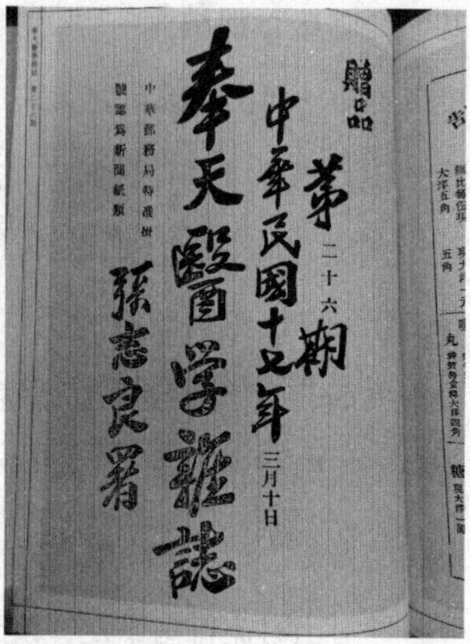

奉天医学杂志

（3）规划整理中医文献。中医理论博大精深，体系繁杂庞大，文献汗牛充栋，故该刊提出系统整理中医文献的设想。如李春芝的《客观的国医研究法》（第七期），认为中医范围颇广，欲得详尽之整理，断非一人之力所能任。盖学非专门，必不能得其精细也。作者提出两种整理方法：一是结账式整理，“以求国医学之系统”。即分门别类，合古今各家之著述，去其重复。在此基础上，按照是非精粗进行二度整理。二是摘要式整理，“以求国医学之精粹”。文末强调尊古，当选其本来面目，不可以私意乱之，这对今天的文献整理亦有一定的参考意义。又如张国华有感于中医学术，一症各是其说，一方互相攻讦，特撰《中医有难统系之故》（第十三期），认为作为形而上的中医，仁者见仁，智者见智，难以统系，“唯先编一种有统系之医书，后可见渐望有统系之学术”。他提出的设想是“以《本经》及《内》《难》《金匮要略》为根据，至各种外感应宗何家，诸凡内伤应遵何氏，各科杂症应各采集何书，均须从长计议，撷其精华，去其糟粕，注释宜取简明切要，总使各科俱无遗憾。”

中医出身的省长——王永江

民国年间，辽宁有一位声名显赫的省长，原是一位中医，且有医学专著问世，虽然他自诩“不慕良相慕良医”，却走上一条从良医到良相的人生之路，他就是王永江。

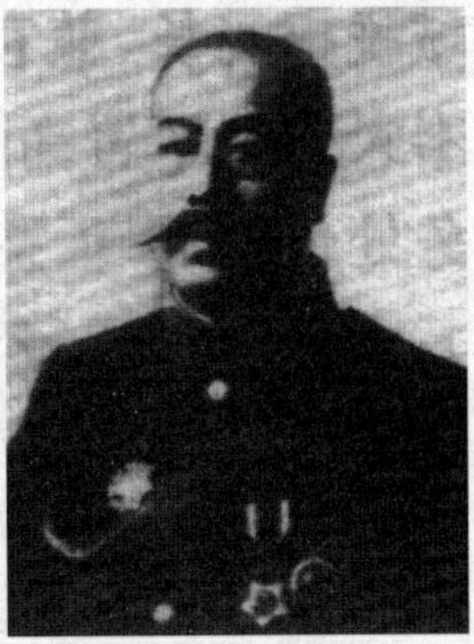
王永江像

王永江，字岷源，号铁龛，大连金州人。生于清同治十一年（1872 年），卒于民国十六年（1927 年），终年 56 岁。祖籍山东登州府蓬莱县，世代以商为业。上溯六代，时值山东灾荒，赤地千里，饿殍盈野。王家生意不振，始祖移居关外谋生，道光年间定居辽宁金州。其父王克谦在城内南街开“永庆和”杂货店。由于经营有方，生意兴隆，遂为本城商业名流。

王永江为家中长子，与其弟王永潮受父母之望，拜当地名儒王天阶为师，读书于乡里。兄弟二人专心读书，互相勉励，知经史，明礼仪，擅诗文。王永江于 14 岁才华初露，赋诗作文，挥笔成章。17 岁考中县里头榜，21 岁授为补第子员，后与弟同入奉天书院深造。朝夕攻读，潜心经史，博学多才，光绪二十六年（1900 年）考取“金州厅学岁贡”。初任本城南金书院小学堂监理。后因父母年迈，乃另谋生计，弃儒学医。随本城名医采真学艺，专攻岐黄经典，辑诸家之要，凡选方之精者无不搜录，尤注重方药。数年锐意研习，与其姐夫李景周合资在大连旅顺开了一家中药铺。以经营药材为主，后于光绪二十九年（1903 年）以“采真游”为堂号，正式挂牌行医。医术益精，医名益显，远近求治者不绝于门。几年后，时运变化，加上他的才干，竟从一介中医变为辽宁的省长。

1905 年，日俄战争突起，东三省惨遭蹂躏，旅顺地区被毁尤甚。正如王氏在《辛亥元旦吟》一诗中云：“归来无复寻亲句，不慕良相慕良医。甲辰忽遘沧桑变，苍茫故土悲沦夷。”日俄战争后，旅顺沦为日本殖民地，王永江的采真游药堂以及他的业医生涯也随着国土的沦丧而停业，命运就此发生转变。

1906年，王永江弃医从政，步入宦途，他精明强干，长于运筹，加上时运，先后充任辽阳警务所所长、沈阳税捐局局长、官地清丈局局长等职，直至奉天省财政厅厅长，被称为张作霖的“钱匣子”。1923年，得张作霖首肯，又创办了驰名中外的东北大学，王氏任校长。1927年被张作霖任命为奉天省省长。步步高升，扶摇直上，成为奉系军阀中决策人之一，显赫一时，名扬东三省。

王永江从政以来，初至辽阳，正逢东三省鼠疫流行，辽阳疫情尤甚，相继传染死亡甚多。王氏执医救急，积极献计出策，多方奔走，活人无算，控制了当地疫情扩散。因其救疫有功，荣获东三省“防疫劳保知事”名誉。1916年，出任奉天省警务处处长，兼奉天省警察厅长，竭力筹办奉天市立医院，对医事卫生尤其热心，多方支助。这些与其早年业医无疑有着直接关系。

王氏就任省长时，曾与盖县名医高愈明往来，切磋医术。王氏步入仕途，经清末、民初，至张作霖统治时期，从政二十余年。虽身居高位，公务缠身，仍惜时如金，不忘读书立说。“枕上移灯爱看书，一编在手四更余，纵无红袖消蝌蚪，犹胜朱门饱蠹鱼。”一生著述甚多，医学方面有《医学辑要》《方书选粹》《痼疾蒙谈》三部书，现在尚存。其他方面有《易原窥余》《铁龛诗集》《学易偶得》等。

著作最多的名医——高愈明

近代辽宁医家著书立说者，除刘冕堂等人外并不多见，著书最多的医家当属营口名医高愈明先生。

高愈明，名学良，字骏轩，号愈明，以号行世，盖平县（今盖县）人，居城北博洛铺尹家屯。生于1861年，卒于1938年，享年77岁。其祖辈世居盖平，业儒习医，素来悬壶设肆于镇中，往来于城乡之间，问病者踵趾相接，活人无数。

高氏自幼性慧敏，多才多艺，“不学而能每制一物，往往出人意料”。少年时专攻医学，从《黄帝内经》《伤寒论》诸书悟入。终日不多语言，读书乃至废寝忘食，人们都称之为“书愚”。待学成后悬壶，自设“卫生堂”诊所挂牌济世。一时远近问病求医者，络绎不绝，活人数以千百计。省城官宦臣僚，亦多有请治者，如王永江任省长时，就曾与其往来，切磋医术，儿子王维宙患温疹时，即请高氏诊治，王永江非常钦佩其医术。

高氏临证之余，时常忧虑医学流传失实，危害匪浅，进而尊重人道之心愈重，常言：“医病只医个人，不如医医，其功倍之。”遂于民国三年（1914 年）申办私立医校一处，报准立案，设立医学讲习所，广招生徒，以传其学，传授医理，对《难经》《伤寒论》《金匮要略》《本草经》等书分门别类，详为注释，不遗余蕴，以开后学之法门。

这期间高氏煞费苦心，克服重重困难。师资缺乏，特聘当地秀才刘逢泮带授文理医经。为解决办学经费拮据的问题，高氏将“卫生堂”行医的积累尽行搭上，仍然不够，竟将自家千余亩良田全部典卖耗尽，支持办学，其用心亦深且苦也。终因力难持久，六年后停办，共办学五期，每期 30 人。为辽宁营口等地培养了大批人才，桃李满园，后来成为辽宁中医学院妇科教授的徐向春，即出其门下，今营口地区仍有高氏传人。

高氏为了教学授徒，编辑讲义，一生著述甚多，曾撰有《伤寒论溯源详解》《脉理溯源》《六淫溯源》《温疹溯源答问》《温病溯源》《毒疫答问》《温病说略》《秋疫答问》《咳证论》《头疼分类》《时灾预言》《灵兰类传》《妇科维新》《温病革弊》《鼠疫答问》《神农本草经大观注释》《本草增注》《大学圣经详解》等 20 余种医书，堪称著作等身。现存有《伤寒论溯源详解》《温疹溯源答问》和《灵兰真传》等书。可以说是民国期间著书最多的医家。

晚年高氏行医于营口市“咸春堂”和“宏春堂”，挂牌行医，处方遣药多有妙处，每方详加考究，辨证精当，药味不多，恰到好处，屡愈沉疴，至今临床应用，仍有裨益。他不仅医术精湛，而且医德高尚，济世救贫，治病活人为他的信仰，时被奉天、吉林两省妇孺多所称道。

中药改良的先行者——牟聘三

中药治病有两大缺憾，一是煎煮麻烦，二是药味苦口。近代西学东渐以来，一些中医药有识之士受西药制作的启发，对中药进行了改良的尝试，辽宁名医牟聘三就是最早进行这种改良的先行者，而且颇有成效。

牟世珍，字聘三，号儒佛，祖籍山东省栖霞县，沈阳人。生于1870年，卒于1953年。幼年随父迁居辽宁法库县，弱冠时拜师学医。刻苦攻读《本草纲目》《医宗金鉴》二书。三年后行医于法库、开源、铁岭等地，数年后以坐堂医在开源、法库开设药铺。

民国初年，在东北军任军医官，随之声望日隆。后离开军职，于奉天（沈阳）小河沿开设红十字会病院，自任院长，后赴苏联学习西医。钻研西医药理学知识，大胆创新，以酒精等为浸剂，用浸泡、蒸馏等方法，提取中药有效成分，专门研制中药制剂。并在沈阳大南关大什字街设“改良中药店”，以其改良中药制剂为目的。诊疗处方后，按方用量杯配制，病者归家温服，不必煎药，方便了病家。

牟氏治疾救贫，常采取贫苦人少收费，富贵人多收费的方法，以此周济穷人。又在药店对面开设施诊部，施医舍药，不取分文。当时出现吸鸦片成瘾的患者，他以中西医结合治疗，住院两周，即可戒除，经他治愈者达数百人之多。

牟氏临床医术高超，平素遇危险疑难杂病多应手奏效。一天，名医马二琴患一手水肿，肿胀高出寸许，活动受限，用药无效，经他诊治后，大胆投以十枣汤峻剂，服药奏效，随即病愈。

“九一八”事变后，东北沦陷，牟氏无法再经营药店。1936年去天津与友人合资在大沽路重新开设改良中药店，但状况不佳，至1945年抗日战争胜利后，牟氏因年迈有病停业。牟氏一生除致力于临床、中药研究外，还著有《救劳辨误》《福幼宝筏》《济阴慈航》《三法戒烟》等书。

中医马二琴

“九一八”事变后，日伪政权意欲取消东北的中医，自1933年起停止了每年的中医考试，妄图使中医自消自灭。到1940年，“汉医不发新许可者，八载于兹矣。……现在汉医之年已平均花甲，青黄不接，实属可惧”（《滨江省汉医学月刊》马二琴文）。是说八年不发中医新执照，现有中医平均年纪已经60岁，后继无人，

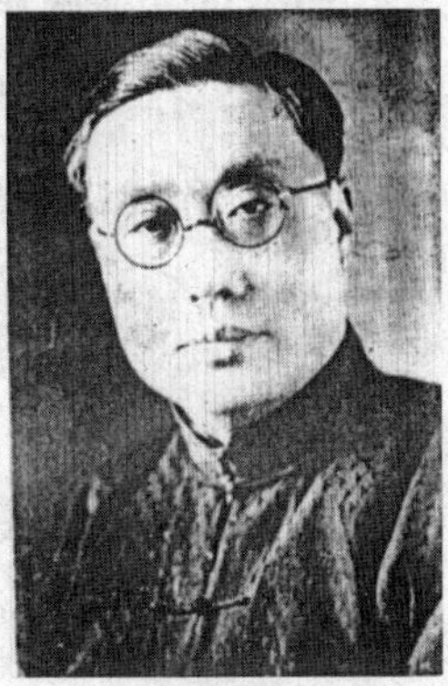
马二琴像

“实属可惧”。但是中医有着广泛的群众基础和深远的历史影响，日伪当局也不得不承认东北地区“仍多行其古来传统的医术之汉医”。为了切实考察中医疗效，1940 年春，伪民生部保健司派官员到沈阳物色一位名医，拟聘至伪首都长春临诊，以便随时观察疗效。明察暗访，几经推荐，马二琴被选中。马二琴携夫人和两个孩子于 1940 年 7 月到达长春，在市立医院任汉医科医长，并兼任汉医研究所主任。该院其他科的医长均由日本医学博士担任。马氏到长春不久，适遇一外科确诊为化脓性阑尾炎患者，日本外科医长主张开刀，且不保吉凶。患者未允，要求中医治疗。马二琴察患者面赤气粗，腹部坚硬拒按，大便多日未行。诊为热毒炽盛，乃重用金银花 120 克，龙胆草 15 克，以及蒲公英、地丁、野菊花、乳香、没药、黄柏等药投治。患者服药后，竟 1 剂痛减，2 剂痛止，3 剂已经告愈，日本外科医长检查确属痊愈。此案对日本人震动很大，承认中医确有疗效，伪民生部遂于 1941 年 9 月恢复了中医考试，并聘马二琴为汉医考试委员，东北的中医得以保存下来，马二琴功垂史册。1942 年 3 月马二琴由长春回到沈阳。

日伪取消中医的铁证——马二琴的一篇佚文

1940 年 7 月，马二琴“应征入都”，在伪新京特别市立医院任汉医科医长，期间撰写了一篇论述中医的文章，发表在《滨江省汉医学月刊》1940 年第 10 期上，文章的题目是“汉医之今昔与将来”，这是一篇很有价值的重要文章。

马二琴为民国时期辽宁医林一方翘楚，名噪一时，学养深厚，所憾遗文不多见，本文不仅内容丰富，卓有见地，而且感慨时事，无意中留下了日伪政权欲取消中医的铁证，堪称难得一见的珍贵史料。

文章首先用大部分篇幅回顾了中医历史，从上古之医谈起，历览炎汉时代、晋唐之医、宋以后之医、明清之医，畅谈医理，指点得失，充满卓见。其中不乏精警之语，如论宋以后之医：“乃医论用药则不如汉唐之醇，而独到之精神未可诬也。”

当然这些仅仅是为了铺垫，最重要的是，作者借古讽今，抒发了对日伪统治下中医存亡的担心与忧虑，“此次应征入都，倍增感慨，抑郁尤甚，终如骨梗在喉，吐之为快”。他谈到“晚近之医”时，亦即他所处的时代，日伪取消中医之心昭然若揭，文中留下这方面的铁证。他指出：“汉医之衰，莫衰于民国成立至现在。”值此“汉医危堕之秋”，“（日伪）当局则漠然待之，听其自灭，由来久矣”。“建国（伪满洲国）以来，汉医不发新许可者，八载于兹矣。岂当局果欲听汉医自灭欤，抑汉医自梗其途欤？”说明了从 1933 年起，日伪即取消中医考试，“不发（中医）新许可”，欲其“自灭”的事实。

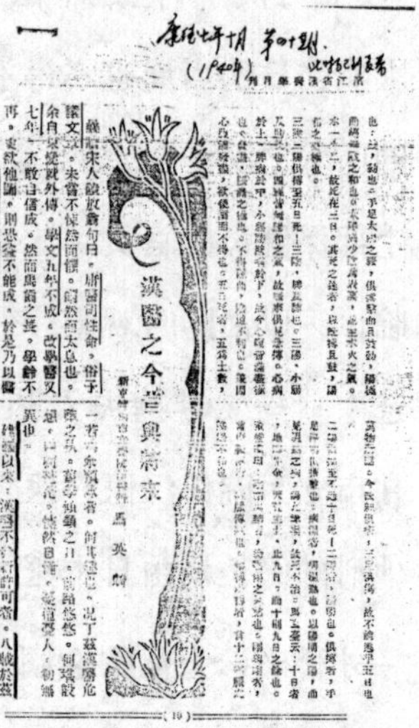
漢醫之今昔與將來
馬英麟

由于八年未发新的行医执照，致使“现在汉医之年，已平均花甲，人生七十，自古为稀，十年以后，何堪设想？”“汉医平均六十岁，既如上述，流年逝水，不舍昼夜，青黄不接，实属可惧。”马氏一唱三叹，反复耿耿于中医行将危亡的困境。以上这些才真正是马文的意图所在，从而留下了日伪政权欲取消中医的铁证，形成卓有价值的珍贵史料。

相关链接：马二琴原文

汉医之今昔与将来

新京特别市立医院汉医科 马英麟

曩读陆放翁句曰：庸医司性命，俗子议文章，未尝不悚然而惧，喟然而太息也。余自束发就外传，学文五年不成，改学医又七年，不敢自信，诚然而马齿之长，学龄不再，更欲他图，则恐益不能成，于是乃以医为业焉。碌碌庸俗，又将卅载，放翁隽语，一若为余预咏者，何其趣也。况丁兹汉医危堕之秋，旧学倾颠之日，前路悠悠，何堪设想？四顾茫茫，悚然而惧，忧道忧人，初无异也。

建国以来，汉医不发新许可者，八载于兹矣。岂当局果欲听汉医自灭欤，抑汉医自梗其途欤？个里原因，极形复杂。余混迹此道既久，颇晓其中梗概，块垒胸中，向未尝道，非不能道，所谓此中事不足为外人道也。此次应征入都，倍增感慨，抑郁尤甚，终如骨梗在喉，吐之为快，狂草罪言，知者谅之。

上古之医：溯夫神农尝草发于慈爱，大圣悲天怜人，仰观天时，俯察地理，中度人情，知天地万物原属一体。其阴阳造化，消长循环，虽万物万态，其理则一，本得一万事毕之原则，知人体有寒热虚实，感内外诸变化而生病，乃取百草之性，增减而消息之，使返诸正常。当其时也，其辅弼诸臣，亦必不辞劳瘁，竭尽心思试验，始成此万年不朽之大事业，伟哉。

其时文字未全，简单笔画之外，皆口传心授，意必严选优秀人才，始使学医而司性命，不能任人可学，随便问世。由此更知事出政府，必非营利主义。盖上古人情朴厚，相处以诚，绝非后世用以糊口养身家也。于是代有传人，师弟相授。

其后有《黄帝内经》之成就，寒热阴阳之理，表里虚实之义，已发千古之大端，惜当时既无纸墨，又无印刷，一部文书，出则汗牛，入则充栋，兵戈水火，沧海桑田，文物颠沛，或非全豹，世无百年太平，争城争地不暇，又孰从而顾及此间情逸事哉？医学之所以不绝如缕者，惟赖古人之心与脑，为之薪传而已。

仓公扁鹊，虽年远代湮，然亦有籍可考。周有专司之官以董其事，重视人命，并重视其业。迨夫战国时代，兵连祸结一二百年，昭昭于史乘者，尚有和缓鸣其业，切望如见，透视如神，纵使二竖幸免，亦古今之绝唱也。古人功夫之深，考虑之细，既此亦可概见。吾人业此者，读史至此，当如何作想？窃意当时，必不仅此二人，其他同道虽不克若彼之高明，但亦不致相去千里，所谓一时有一时之程度，一代有一代之阶级。亦如晋人之书，唐人之诗，元人之词曲，一时之风尚，一事之兴衰，岂仅一二人哉？因无预他事，特史书不能尽载耳。惜古人怯于著述，不敢率尔操觚，倘如今日印刷之方便，勇敢有为之众多，秦火虽炽，亦不能焚之净尽也。书既无多，仍赖人传，绵绵不绝，至汉时已成范，故今日呼之曰“汉医”，所以者何？《伤寒论》《金匮要略》成于汉也。

炎汉时代：汉兴之初，其学说则黄老与儒并重，说者谓黄即《黄帝内经》也，汉书《艺文志》有黄帝内外经之记载，为秦火以后之仅存者。海内一宇，几四百年，文物典型，光腾史册，医学自亦随之而向上。汉末群雄并起，天下纷乱，文明丧失，百业俱废，医学又罹池鱼之祸，建安时代，尤为凋零。依物极必反之定理，而生此天纵医圣张仲景慨然兴起，既感家族之死亡，又悲医学之堕落，博采群集，综合实验，而成《伤寒论》焉，总三百九十七法，一百一十三方。据其自序云："余宗族素多，向馀二百，建安纪年以来，犹未十稔，其死亡者三分有二，伤寒论十居其七。感往昔之沦丧，伤横夭之莫救，乃勤求古训，博采众方，为伤寒论杂病论十六卷"云云。味其辞意，实为有激而发，感叹其家族沦亡既如此，当时民间由伤寒论而死亡者，其数必夥。仲景明于治法而不自秘，殚精积虑，苦心孤诣，终成此与天地同流之大业，仁爱慈祥，独有千古，较之今日得一方以自宝，倚树摇钱，相去若何？

晋唐之医：晋唐因袭成规，代有名士，王叔和、孙思邈子皆能自出机杼。宇宙同存，去汉未远，应有传人，迨夫五代，天下纷然，斯文扫地，数十年无一日安居，数万里无一寸乐土，人民易子而食，卖尸肉以度日，未有逾于此者，医学尚可问乎？

宋以后之医：赵宋君天下，承五代之疲敝，百事多创举，医学又随之而渐展。政府颇关心此道，太平惠民和剂局是其征也。乃医论用药则不如汉唐之醇，而独到之精神未可诬也。金元治乱不常，承宋人之余荫耳，然张刘诸子，巨眼灼见，亦医林之明星。

明清之医：明清两代，名医最夥，然受五行说之遗传，虽盛犹不盛也。清初诸子，多有特长，天资高敏，人有发明，《医宗金鉴》一书，网罗天下名籍名医，以政府之力，三年而告成，实医学之盛举，后世之楷模也。医学至此又一大振，其中虽间有可议处，乃时代之关系致说理稍有不同，然终不失为难能可贵之巨观。

晚近之医：汉医之衰，莫衰于民国成立至现在。其因复杂，颇难尽述，试略书其大致如左（下）。

学说之不合时：科学繁兴，日新月异，凡百事物务求证明，汉医五行之说，碍难索解，厌人听闻。然试读仲景之文，岂依金克木，火生土，为治病处方之据哉？世人不察，举一例百，以汉医之五行生克、五运六气为口实，吾不禁为唐宋以上之汉医呼冤。

鱼目混珠：天地之大，何所不有，虚伪之弊，千古难除。江湖道士，有所谓卖当行医者，行针卖药，到处为家，巧语如簧，神机似电，愚弄患者如玩小儿于股掌之上。叩其所学，则目不识丁而空空如也，被其所欺者，天下不知凡几。氓氓蚩蚩，何知真赝？可怜哉！诚实学者，影响所及，渐失其信用，所幸年来警政日严，此辈妙手医生皆已敛退。

派别不一：自制纸刻板发明以来，印刷日渐发达，著书立说各自为是，病枣灾梨，尘沙卷帙，寒热补泻，抵力相争，甚有互攻其短，以相诋詈，学之者乃承袭其说，护短衔长，争名争利。更有故甚其辞，过于吹求者，虽因其所学之不同，而近世人心之妒，于此已可见一斑。此无他，只一私字总未能去怀耳。然医道危矣，汉医之途益形坎坷矣。

药方误事：汉医最大错点，在附患者以药方，患者执甲之方与乙讨论之，携乙之方觅丙研究之，反复推敲，披砂拣金，以寻其隙，倘不幸服此方而死，或孕妇适服此方而堕胎，则戚友尽是华佗，邻居皆成仲景，所谓一落孙山之外则文章处处皆疵。于是敲诈百出，机巧万变，不满其愿则鸣警报告，百般污辱，虽结果昭雪非医生之过，争奈世人不察而名誉损矣。

缺少后援：语云，众擎易举，独力难支。孟子曰，虽有智慧，不如乘势。汉医各自为是，聚沙为塔，何日能成？当局则漠然待之，听其自灭，由来久矣。既无奖励，自少同情，所以不即灭者，只依无势无权之人民与夫实验之方剂耳。

位卑言轻：今之世界，由文学以至各科学，东西文明各国皆提倡奖励，诱掖宣传。独于东亚五千年历史之汉医，未闻道及一字。近闻欧美人士蒐罗汉医书籍，不遗余力，并闻美国有以汉医方药治病者。更有最新发明，谓借重动物之体，食肝能补肝，食肾能补肾，飞来妙曲，响彻云霄，彼方人士，异常惊愕，咸以为空前未有之大发明。殊不知在世人毫不注意、不值一文之汉药书中，骨能入骨，筋能治筋，同气相求，同声相应之说，已腐败千百年矣。

噫，我有珍宝，百般自衒，而人终不屑一顾者，谓寒家子安有夜明珠？乃辗转入于富翁之手，则人皆尊仰，谓如此富翁，焉有赝品？又如吾有美玉，拙于日磨，久任尘埋，曾未注意，以贱价售去之后，得之者于千百件中，琢成一物而价值连城矣。再如佛法发源于印度，汉时入大我国，现我国人皆谙佛力之伟大，学至高深妙境者无论矣。即下至愚妇愚夫，皆感佛法之恩。宗教之比数，几古十分之七，试执一印人，与读佛法，则必瞠目莫答，不解所谓。呜呼，唐人咏西施云：贱目何殊众，贵来方悟稀。人事与物与学，其有遇有不遇之差，有如此者。

结论

综观以上各点，是汉医学之无用欤，抑亦学汉医者之无用欤？或二者皆非欤，试伸其私意如左（下）。

夫汉医者，亚洲之文明也。当兹兴亚大业垂成之际，此东洋之国粹，忍忘怀置之不理乎？恐非当局之意。然如何可令汉医不灭且缉熙光明，一言以蔽之曰：宜速即觉悟，缓其私而急其公，以医道为重，以国粹为先，未来之汉医则仰赖当局之意向。

当局既有意于汉医者，此其时矣。微闻现在汉医之年，已平均花甲，人生七十，自古为稀，十年以后，何堪设想？倘东洋之学，反令西洋著其先鞭，印人之于佛法，富翁之获珠玉，则噬脐何及，汲深无限，徒唤奈何，笔者无识，私见如下。

汉医书之整理：汉医书籍，以唐宋以后为最多，其说亦最乱，学之者目迷五彩，步惑歧途。五行气运之说，如堕人于五里雾中，攻者事倍而工不半。过来者虽稍知途境，则年事已增，各谋衣食，无暇相顾，后之学者，既无轨道，又乏指南，有不仍蹈前人之五里雾乎？宜集汉医之最有志有识者若干人，共勷此业，整理医籍为当前之急务。

成立养成机关：汉医平均六十岁，既如上述，流年逝水，不舍昼夜，青黄不接，实属可惧。宜尽先成立汉医养成机关，选拔有志于汉医之优秀青年，于旧籍中之正派中声，速成课本。至生理解剖之学，则须借镜于西籍，俟其学力相当，再加以考试，宁严勿宽，宁少勿滥。

颁发考试令：当医籍未整之先，养成机关未立之前，不妨提前颁发考试令，更略示以可读之书，使有志此道者，知前途有望，有目的可寻，鼓其志气，助我风声，则自下帷有人，寒毡稳坐，为希冀其获中耳。倘依然日就月将，蹉跎不已，欲求不亡其可得乎？隔年下种，亦当前之不可缺者。

以上诸点，非私人之力所能办，乃东亚汉医全体如大旱之望云霓，婴儿之仰父母者。当此兴亚新秩序将成之际，汉医或亦附骥尾而一日千里，笔者滥竽此道三十年，以知命之年，获见东洋大陆之光，腾照于全世界，快何如之，快何如之。

“汉医”称呼的由来

西医未传入中国以前，中医一般皆称“医学”，并无中医、西医之称，更无“汉医”之称。但是，“汉医”“汉药”的说法却一度曾在东北地区流行，至今偶尔会听到老辈人说一句：“抓点汉药吃吧。”这是怎么回事呢？经考证，这是日本帝国主义侵占东北以后，利用强权给中医药硬改的名字。

中医传入日本已有一千多年的历史，日本人称中医为“汉医”或“汉方医”，但这是日本人的说法，中国从未有过这种称谓。20世纪20年代出版的《中国医学大辞典》为近代规模最大的中医辞书，里面都没有“汉医”“汉药”这一词条。

查清末到民国年间，辽沈地区提到中医时均称“医学”“医学研究所”“医学研究会”及《奉天医学成绩录》《医学衷中参西录》《奉天医学杂志》，1924年的“奉天医士公会”、1929年的“奉天国医公会”等中医机构和书刊，用的都是“医学”一词，从无“汉医”字体。关外各地更是如此。

“九一八”事变后，1932年沈阳医会更名为“奉天医士会”，1935年12月办“医士讲习班”，至此，尚未出现“汉医”的名称。大约1936年，日本侵略者开始推行“汉医”说法，将中医称之为“汉医”，中药称之为“汉药”。1936年7月，为编纂一本方剂专著，成立了“汉药成方汇编委员会”，这大概是“汉医”“汉药”词汇开始流行的时间。此后伪官方活动提到中医时，均称“汉医”，如1938年，日伪政权强令将医士会改名为“奉天市汉医会”，1941年3月，办起“汉医讲习班”，同年9月，成立“奉天省汉医会”，都是用的“汉医”一词。以上“九一八”事变后的情况，名医马二琴、沈文魁二人的自传中均一致提到，十分可信。“八一五”光复后，随着日本侵略者的垮台，“汉医”一词随即消失，医会也自然改称“沈阳市中医师公会”。

可以说，东北地区流行“汉医”“汉药”的说法，是日本占领东北后实施文化侵略的证据。

国民党刁难中医换证

所谓中医换证，是指医生的执业证件（行医资格的证书）的更换，通常在指定期限或某些变更环节时，可以有换证之举。这本是一种专业管理范畴内的事项，不必也不应该牵扯到其他方面的人事。但是在国民党政权统治辽宁时，中医换证却提出了一个匪夷所思的条件，令当时的中医人员无可奈何。

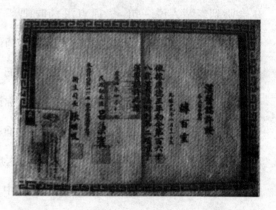
黑龙江省名医韩百灵先生保留的汉医认许证

1945年“八一五”光复，日本侵略者投降，国民党政权开始统治东北。1946年设立“沈阳特别市”，为了所谓加强管理，市卫生局颁令全市中医从业者，将日伪政权颁发的“汉医认许证”统一换为国民政府的“医师执照”。当时由市中医师公会筹齐全市中医的“汉医认许证”，由卫生局统一转呈南京卫生部办理。不料一个月后，证件全部退回，原因是规定须有简任官以上官员担保，方可换证。所谓简任官，是指国民政府中的二级文官，如政府各部的次长、各省的厅长等高官。换一个医师证竟然要请高官担保，一个普通中医上哪里去找简任官担保呢？明摆着是刁难人。全市中医人人自危，觉得新证换不成，旧证又作废，将来都得停业，人心惶惶。个别人甚至主张拿钱以求南京方面“通融”，让时任中医师公会理事长的马二琴等人携款赴南京打通关节，以求“摆平”，众人皆附和之。马二琴却不同意，认为此举有借机敛财之嫌，且无门路，也难以成功，让大家少安毋躁，静观其变。未几，东北解放，中医迎来新中国的春天。

百年沉浮

近代辽宁中医百年发展概述

辽宁位于中国东北地区，是中华民族和中华文明的发源地之一，是我国近代开埠最早的省份之一，也是我国东北唯一的沿海省份。在辽宁地区除有汉族的先民华夏族外，还有东胡、肃慎等少数民族的先人，夏、商、周以来随着社会的发展，汉族和各少数民族，结合生产、生活和地理、气候的特点，逐步积累和形成了朴素的医药学知识和一些民间疗法。由于中原医药文化的传入，与辽宁地区传统医药学互相渗透，不断总结提高。

清代以来，辽宁成为东北地区的经济、文化中心，传统医药学也有了很大的发展，医家倍增，著述丰富，从医经到方论，从针灸到本草，内、外、妇、儿各科以及养生、法医赅备，并形成了自己的特点。1840年鸦片战争以后，牛庄开港随之西方医学传入辽宁地区。受其影响，1901年奉天同善堂施医院成立，设有内、外、眼、妇产科，施以中医传统疗法。从1906年奉天医学研究所成立起，乃至民国初年省内各地陆续成立医学研究会（所），这对交流中医学术，研究医道，培养人才，考核医术，取缔劣医等方面，均起到了良好作用。

1950年辽宁省区的不完全统计有中医5 487人，其中个体开业医5 206人，联合性质263人。至1952年全省区中医达7 182人，其中个体开业4 156人，联合性质2 660人。1955年1月，辽宁省卫生厅召开了辽宁省中医代表会议，同年筹建辽宁省中医院，1956年开诊，设病床50张。

1958年初，毛泽东主席提出“中国医药学是一个伟大的宝库，应当努力发掘，加以提高”。国家卫生部发出“关于继承名老中医学术经验的紧急通知”，辽宁省卫生厅于3月在辽宁省中医院召开拜师认徒现场会，是年6月沈阳市也举行了拜师认徒现场会，以推动各市县的中医学术经验的继承抢救工作。

在“文化大革命”十年动乱中，辽宁的中医事业遭受到空前浩劫。全省中医人才人员大量减少，降至中华人民共和国成立以来的最低点。

1976年粉碎“江青反革命集团”后，辽宁的中医事业经过恢复整顿，进入了迅速发展的新阶段。辽宁经过1978、1979两年整顿建设，全省有市县中医院32

所，中医研究所4个，共有中医病床2 859张，中医人员9 393名，中药人员3 572名。1982年以来，许多市县中医院在内、外、妇、儿等科的基础上，继续增设突出中医特色的针灸、按摩、推拿、气功、皮肤疮疡、骨伤、肛肠、耳鼻喉等专科、专病科室。1984年起由省财政拨款300万元作为中医事业发展专项补助，突出了中医院的特色，加强了临床科室专科专病的建设，发挥了针灸、按摩、气功、推拿、骨伤、肛肠等传统治疗优势。截至1985年，全省有中医医疗机构72个，其中中医院58所，中医门诊部、所14个。

中西医汇通

中医在自身的发展过程中，不断向外传播，亦不断吸收外来医学，互相渗透，互相促进，丰富和发展了中医学。

（1）途径。牛庄开埠，西医学传入辽宁地区后，一些有识之士开始探讨沟通中西医药学的道路和方法，光绪三十三年（1907年）辽宁地区创办医学研究会等并出版《奉天医学杂志》《医学月刊》等学术刊物，设置中西医学对照等栏目，介绍中医学术，亦介绍西医学术。

民国七年（1918年）中国名医张锡纯在奉天（今沈阳市）大东关创办立达中医院，张氏参西而不背中，试图印证中西医理相通，在临床上中西药并用，取西药之所长，济中药之所短。其所著之《医学衷中参西录》，多次再版，至今仍为中医界所推重，遂成为近代中医史上中西医汇通派的代表人物之一。《医学衷中参西录》共30卷，刊行于1918—1934年。该书在理法方药等方面都有独到见解，思想新颖，别开生面，风行全国，远及海外。民国初年被推举为奉天医学研究会会长的辽宁名医高振铎，为《医学衷中参西录》第一版付印时详加校正并为序言。高氏认为："我国医道，原属无穷，溯自岐黄，而后历代名医辈出，凡经考之医书，罔不秉古圣之遗规，以为模范，故医学之发达，医理之彰明，日臻于充备。但从今之时世，海禁大开，欧西医道治法，虽殊理无二致，苟能参加合研求，自足以济世活人。"

辽宁名中医牟世珍（字聘三），民国十四年（1925年）在沈阳大南关开设

“改良中药店”，他以酒精为浸剂，以西药制剂方法，浸泡、蒸馏，提取中药有效成分，成为辽宁地区中药剂型改革之先驱。此后，辽宁名医马二琴也曾试验提取中药的有效成分，制成粉剂或浸膏服用。晚年他制有“调经甘露饮”以熟地黄、当归、川芎、香附子、益母草等中药为主，加其他药品水煎浓缩，放防腐剂，经久不坏。

民国时期，北洋政府和南京国民政府对中医采取歧视限制的政策，加之中西医之间存有一些门户之见，影响了中西医之间的取长补短和互相结合。

在 1950 年第一届全国卫生工作会议上，“团结中西医”成为卫生工作三大方针之一。辽宁各地积极学习贯彻毛泽东主席“团结新老中西各部分医药卫生工作人员组成巩固统一战线为开展伟大的人民卫生工作而奋斗”的指示，组织西医学习中医。

从 20 世纪 50 年代初期起，各地综合医院吸收了一批知名老中医参加工作，并建立了中医科室，中西医之间有所交流，但当时一般仅限于会诊和采用中医方法治疗某些疾病等。

1956 年，毛泽东主席发出“把中医中药的知识和西医西药的知识结合起来，创造中国统一的新医学、新药学”的号召。在是年辽宁省召开先进卫生工作者代表大会上提出：把组织卫生人员学习中医作为向科学进军的一个方向。

辽宁于 1958 年 12 月举办了第一期西医离职学习中医班，经过 2 年 8 个月，至 1961 年 8 月末，有 80 名学员结业。

“文化大革命”期间，由于受“左”的思想干扰，强调人人学中医，推行“一根针，一把草”，不求质量和效果。造成“一学、二松、三垮台、四重来”，西医学习中医受到挫折。

1978 年中共十一届三中全会以后，经过拨乱反正，纠正了“左”的思想和形式主义的错误做法。

1979 年，在全省中医工作会议上，调查西医学习中医人员存在的疑虑和政策问题，并专门制定了 1980~1985 年西医学习中医，开展中西医结合等规划和具体措施。提出积极筹建辽宁省中医研究院，加强沈阳旅大等地中医研究所以及阜新蒙医研究所的建设，使之具备临床和基础理论研究能力。确定鞍钢铁西医院等为中西医结合实验医院，开展中西医结合的临床诊断和治疗的研究。

1980 年 3 月，国家卫生部制定了“中医、西医、中西医结合三支力量都要发展，长期并存”的方针。为贯彻此方针，辽宁各地采取相应措施。1983 年 10 月辽宁省卫生厅召开了全省中医中药工作会议，总结了全省中西医结合工作经验，充分肯定了中西医结合的方向。

（2）成果。20 世纪 50 年代初，辽宁地区在组织西医学习中医理论的基础上，中西医结合开始从一方一剂、一病一症运用于临床。随着西医学习中医的深入，到 50 年代末，中西结合在临床治疗阑尾炎、胆结石、胆道蛔虫症、肾结石、肠梗阻、空洞型肺结核、高血压、肺炎、慢性肾炎、骨结核、胃十二指肠溃疡等疾病方面初步取得成效。20 世纪 60 年代末乃至 70 年代，随着针刺麻醉兴起，在外科、妇产科等领域里，多以中西医结合的方式进行针刺麻醉手术治疗。20 世纪 70 年代末至 80 年代初，中西医结合治疗急腹症、肛肠疾病、小儿肺炎以及乙型脑炎等取得一定疗效。

辽宁医学特色疗法

疮疡“四大膏”

提到辽宁外科学，不能不说一说疮疡“四大膏”。“四大膏”指油调膏、水调膏、九一膏和一效膏，由辽宁名医王品三创制。

王品三（1880—1971），又名希贵，汉族，1880 年 5 月 16 日生于盖县。王氏 5 代业医，尤擅中医外科。早年师承伯父作霖，潜心研读《外科正宗》《疡医大全》《外科大成》等古典医籍。民国三年（1914 年）于盖县东鹿街自设延青堂，开始行医。1950 年任盖县人民卫生院中医师，因其疗效显著，遂为当地名医。1956 年调至辽宁省中医院任中医师，由他创制的油调膏、水调膏、九一膏、一效膏，在治疗疮疡上有显效，号称“四大膏”，至今仍被视为治疗疮疡的有效药物，并被省内外医疗单位所采用。

王氏勤求古训，博采众长，不拘泥一家之言，不固执一己之见，他认为治疗疮疡应“引毒归原，提闸放水，开门放贼”；主张“初起宜消，移深居浅，提毒外出，不致内攻”；“脓成不论阴阳，均宜早期切开，使毒外泄”；“即溃宜束根盘，化散其毒，不令壅滞”。他指出治则应是“整体与局部并重，内治与外治兼施”和“药则宜清凉之品，忌用大热大寒之剂”。强调：“误用热药，能增水毒之势，易致走黄”；“误用苦寒大剂，易损伤胃气”；“误用泻下剂，易致邪毒流窜脏腑”；“误用发汗剂，易致津液枯竭”。王氏的上述理论，对指导今日中医外科临床仍具有重要意义。

喉科“小烙铁”

喉科“小烙铁”的创始人黄香九（1894—1985），原名黄永龄，汉族，铁岭县人。他生于5代中医喉科世家，少年就读于铁岭县黄古洞村刘阅久老中医之私学馆，24岁随父黄守江成立“育仁”诊所，专治喉疾病，诊病之余，潜心攻读《喉科指诊》《白喉辨》《喉科秘旨》等古籍，不仅中医基础理论坚实，临床亦尽得其父真传。其一生诊疗喉疾之特点，在于火烙术与中药并举，破历代医学家关于喉疾不能针烙之说，以其娴熟的火烙术治疗由风热邪毒、气滞血瘀所致之喉瘤、喉癣、喉疔、乳蛾、会厌白节等证，可使大多数患者免于手术之苦，并总结出“点刺在先、刺后刀割、割后再烙、烙后再吹（吹药）”等一整套“刺、割、烙、吹”术，自制“紫白香熏棒”，为黄家所独创，治疗喉痹有较好疗效。在理论上，他认为咽喉病除肺、胃之火感受风热之邪熏蒸咽喉外，多以肺肾之阴不足，虚火上行立论，甩药多以生地黄、元参、天冬、麦冬、石斛等滋阴降火之品。喉科著名方剂“保安散”亦为黄家所独创，现已为中医大专喉科讲义采用，其遗著有《喉科讲义》《黄文老中医医术集》等。黄香九的小烙铁丰富了祖国的医学宝库，先后有100多个国家和地区的国际友人前来参观学习。

近代辽宁代表性医著

庆恕与《医学摘粹》

庆恕，字云阁。萨克达氏，满洲镶黄旗人。同治庚午举人，光绪丙子进士，授户部主事。原名庆恩，因为与顺成郡王同名，改为恕。庆恕居官三十余年，政绩卓著，且清廉自持，家无多资，幸赖同乡、同仁资助，始得返回奉天（今沈阳）赁屋以居，行医自给。庆恕返居奉天，曾被张奎彬所办之中国医学研究所聘为名誉所长，教学、临床，两者俱佳，著有《养正山房诗文集》《讲武要法》《三字心法》《大学衍义约旨》。尤精医学，有《医学摘粹》刊行。

青年时期，庆恕曾因母亲患病几为庸医所误，于是认为为人子者不可不知医，乃始读医书，涉猎十余载，打下基础。从政后，仍坚持不懈，刻苦钻研《黄帝内经》《伤寒论》等经典著作，尤宗徐灵胎、陈修园、高士宗、张隐庵、黄元御诸名家之说，博采其精华，积三十余年之心得，编成《医学摘粹》一书，光绪二十二年（1896 年）初版于北京，又于 1897 年、1913 年、1915 年、1916 年在凉州、奉天等地再版 4 次。

《医学摘粹》以四大经典为理论基础，旁征博引后世名著以补充其未备，同时结合庆恕本人的医疗实践，汇集成书。全书包括《伤寒论十六证类方》《伤寒论证辨》《四诊要诀》《杂证要法》《本草类要》《伤寒论证方歌括》《杂病证方歌括》等 7 部分内容。其中《伤寒论十六证类方》首先将六经纲领分清，归纳为 16 证，按证类方，条分缕析，令人一目了然。《伤寒论证辨》仿成无己《伤寒论明理论》，而言简意赅，明白畅晓，对于辨证了如指掌。《四诊要诀》以《黄帝内经》为依据，兼采后世医学名著补充，将望色、闻声、问证、切脉、杂诊等方法浓缩其中，句句有所本，易读易记，切于实用。《杂证要法》运用经方治疗各种杂证，以陈修园《公余五种》，黄元御《黄氏八种》为基础，并采摘各家学说以补充，是运用经方辨证施治的楷模。《本草类要》"择药味之精切可用者，得 180 品，取其专长，分门别类，朗若列眉，令人一开卷即了然。复取黄注，摘要而录之，示人以简便易学之门"。

年希尧与《集验良方》

年希尧（1671—1738），字允恭，号偶斋主人，享年 67 岁。为清代广宁（今辽宁省锦州市）人，隶属满族汉军镶黄旗。祖籍安徽怀远（疑奉天府），官宦世家。其父年遐龄、弟年羹尧皆为朝廷要官，妹为雍正皇帝（世宗）贵妃。年氏出身名门望族，自幼习儒，深受庭训，累官至工部侍郎。

雍正元年（1723 年）春，年氏来到五岭（今湘、赣、桂、粤边境属地），看见当地多湿，山川郁蒸，居住乡人多患有湿热病，非常忧虑。正巧遇到同乡做官人梁氏视察此地，给了他《良方》三卷。年氏取而读之，后遇有患者多所体验，疗效显著。认为是“诚萃河间、东垣之精英，而非之承陋传讹者可比”。于是在次年夏季，将梁氏旧书稿及自己平素搜集验方合并梓之。此为年氏《良方》成书之渊源。

全书共 6 卷，分为养生、急治、中风、预防中风、伤寒论、感冒等五十余类。所选皆为经验良方，较切临床实用。其中养生、伤寒论、感冒、类中等均附以简短的医论。据书中自序中记载，年氏素不喜医而好览方书，凡河间、东垣诸名家著作无不取而遍观之，而尤嗜集良方，耳目所睹记，友朋所传说，全部记录在册。偶尔遇到患者，按照书中方剂治疗，无不随试随效，于是更加致力于此，如是者三十余年。黄晟认为此书“别类分门，选方论症，无不简便兼该，人人易晓”。

全书论理处综合沿袭前人之说，然书中不乏经验之论，或独创见解。如《养生篇》，年氏首先引用《素问·上古天真论》和《素问·五常政大论》，结合当时之人过量饮酒，各种疾病滥用人参，伤及脾胃，妇人小儿病防治提出见解。总结为“人之养生，当以节简饮食，调理脾胃为第一义。养生以养心为主，故心不病则神不病。神不病则人不病”。

高愈明与《伤寒论溯源详解》

高愈明（1861—1938 年），名学良，字骏轩，号愈明。咸丰十一年（1861 年）十月十七日生于盖平县博洛铺尹家屯（今属营口市）。自幼攻读诗书及周易，精习医理。以《黄帝内经》《伤寒论》等经典著作入手，苦读精研，废寝忘食，人视为书愚，学成自设“卫生堂”行医。高氏著作颇丰，撰有《伤寒论溯源详解》《温疹溯源答问》《灵兰真传》《脉里溯源》《六淫溯源》《温病溯源》《神农本草经大观注解》《妇科维新》《毒疫答问》《鼠疫答问》等二十余种，现存仅有《伤寒论溯源详解》《温疹溯源答问》和《灵兰真传》3 部，其中以《伤寒论溯源详解》为代表著作。

《伤寒论溯源详解》全书共 4 册 8 卷，仿照陈修园《伤寒论浅注》一书格式。

其语多平易，为浅人所能解，但其义精微，每析一理，必探气化升降之源，每解一方，必详君臣佐使之用，不抄袭旧说，唯阐发经旨，自成一家。正如高氏在其自序中所说："随证知病，随病用药，随药处方，更必溯源以推其极，每脉必详其部位，每药必悉其药性，每方必讲明其君臣佐使，务使学者遇病知源，用药不乱。"该书编就后，经学部审定刊行，成为深得学生们喜爱的教材。

张奎彬与《医学引阶》

张奎彬，生卒年不详，字得珊，又称得三，抚顺县莲刀湾人。光绪二十年（1894年）进京考试不中，乃发奋学医，求诊者多见奇效，光绪二十六年（1900年）在奉天（今沈阳）开业行医，问方诊病者，应接不暇，远近闻名。张氏与庆恕为莫逆之交，曾为其《医学摘粹》作序。

张氏不仅医术高明，办学有方，且医德高尚。常训诸生曰："医本善事，尔诸生毕业后，宜广济斯民，同登寿域，均勿蹈世俗庸流，只射利为口腹计也。"并且在医术上也要求："业斯道者，重以学修，尤当多所经验，诊断则详察六经，施治则务遵八法，因证用方，不可强方就证，斯成见道之言也。"这些精辟论述，成为他对诸生作人、行医的指南。在学生们的敦促下，张氏积历年教学，临证所得，著《医学引阶》一书传世。该书以总论各篇开端，详以讲解，潜心考究，或发古人之秘，或辨今世之讹，振衰起靡，深入浅出，总结归纳为"伤寒论读法""杂病论读法""审证说""处方说""用药说""唐氏本草读法"等专论。义在阐述先圣之玄机，示后学于正轨。并又结合临床诸病案例，指导学生讨论分析，主张辨证与辨病相结合，强调熟谙药性的重要性。

景仰山和《医学从正论》

景仰山（1855—?），名贤，绰号东陵醉汉，奉天府人，哈达纳喇氏，满族镶黄旗，生于咸丰五年（1855年）。幼承庭训，立志功名，光绪五年（1879年）乙卯科举人，任盛京工部笔帖式，因不得志，遂隐居东陵，以诗酒自误，渐悟文章一道，仅为取科名之具，无裨于救世济民之实用，遂改习医术，家中偶有患病者，实无可信之医，不得已自检方书，以求治法。因之戚族邻里。求治者日多。历30年。遐迩皆知。常有目不暇接之势，唯求治者愈多，而心越虚，乃潜心研究，在其侄熙亮协助下，著《医学从正论》一书，民国十二年（1923年）付印。

《医学从正论》分为2卷，上卷为《医学从正论》46篇，为景氏对医学研究之心得及个人见解。下卷为景氏医案，是其晚年行医临证的记录，共157则，临床各科无不具备，是一部简明实用的医案。

张锡纯与《医学衷中参西录》

张锡纯（1860—1933年），字寿甫，河北省盐山县张边务村人，出生于中医世家。祖父彤元精于医，张锡纯幼年从其父丹亭读书，及稍长又授以方书，读书之暇兼习医理，至壮年决心不取仕途，遂广求方书，专心治医学十余年，偶为人诊治，辄能得心应手，挽回沉疴，医名远播，誉满华北华中、尤为内政部长刘尚清所器重。当时与江西陆普生、杨如候，广东刘蔚楚，同负盛名，被称为“名医四大家”。又与慈溪张生甫、嘉定张山雷一起，被称为“名医三张”。著有《医学衷中参西录》30卷，刊行于1918—1934年。

该书在理法方药等各方面都有独到的发明和突破，思想新颖，别开生面，师古而不泥古，参西而不背中，风行全国，远及海外，咸赞为中国中医界第一可读之书。纵观全书，有关医论近百条，条条以《黄帝内经》《难经》为中医诊治疾病的理论基础，以《伤寒论杂病论》为临床辨证论治的法则，多所引证，融会贯通，使之立说有据，治法有源，实为衷中之楷模，参西之先人。他认为“用古人之方，原宜因证、因时为之变通，非可胶柱鼓瑟也”。张氏在书中还专门论述单味药的功能主治、临床应用、药效观察等内容，合计88种近10万言。内容主要涉及以下几个方面：a. 解释单味药物的功能主治。b. 增加药物的用药剂量。c. 推崇药物的生用药效。d. 讲究药物的加工炮制。e. 善辨药物的优劣真伪。f. 注重药物的煎服疗效。

胡万魁与《古方今病》

胡万魁（1864—1944年），号星垣，清辽阳州（今辽阳市）人。自幼体弱，因而儒学之余，兼习医术，数年勤奋，以此闻名于世。凡《黄帝内经》《难经》《伤寒论》《金匮要略》诸家经典，均学有心得。24岁从医，辗转于辽阳“乾元堂”“东顺福”及沈阳“春和堂”等处，积累了丰富经验，49岁在辽阳“成春堂”

药店任经理，远近闻名。56岁时，自设“大安堂”药铺，曾制八宝朝阳散，用于外科疮疡肿毒，畅销省内外，胡万魁晚年隐居家中，整理临床医案，名为《古方今病》，至今存有手抄本。

全书共4卷，前2卷为经方验案，计25方，131案；后2卷为时方验案，计19方、152案。书中体例，经方以桂枝汤为首，时方以托里十补散为首，每案列方名、病名、患者姓名、性别、年龄和症状以及辨证治疗的经过等，个别病案略加按语。

徐廷祚与《医粹精言》

徐廷祚，字龄臣，锦州府人，生卒年月不详。徐氏青年时，钻研医道，每见诸说分歧深感不解，乃勤求古训，持以临证，专宗《伤寒论》《金匮要略》《神农本草经》《素问》《灵枢》诸书。著有《医粹精言》4卷，及《医意藏府图说》(又称《医意内景图说》)。并将平昔有关疾医之言，删繁就简，辑一小册，名之曰《医医琐言》。又著《医意》2卷。徐氏在学术上，赞许庞安时提出的学贵有“心解”指出医者理也，理者心意也。盖通其理而后以意会之。他结合《医粹精言》，构成内外2说。撰《精言》，欲人详内治之方，撰《医意》，欲人明外治之法。由于徐氏论述精湛，为有识者所称道。

《医粹精言》成书于1896年，全书4卷，各卷内容未加分类，一意自成一篇，以医话形式，阐发医德及医理证治。徐氏在自序中写道：“予究心岐黄二十余年，所读无虑数十百家，所用之法皆取决于古人，并因时因证而变通之，自无不与古人之意吻合，间有疑难怪异之症，有古法未经道及者辄澄心凝思，按脉切理，仍于古法之中而求之。慎之又慎，确有心得，出而问世，所幸全活甚多，因不揣固陋，于临症之暇，仅就管见所及，著为是编，颜之日《医粹精言》，其立意持论，大半皆古人所未言，而于古人所已言者，暨各大家真知卓识之论，亦时出入其间，以与为发明，是否有当，予亦不自知，应俟方家再为指正。‘粹精’云者，予非自命，特自勖也。”

张岫云与《张岫云医案百例》

张岫云（1899—1974年）铁岭县泛河乡人，18岁随师学医，22岁独自开业，因医德高尚，疗效显著，远近驰名。1956年辽宁省卫生厅调其防治乙型肝炎，因成绩显著，留省中医院工作。1958年该院改为辽宁中医学院附属医院，任儿科中医师，因善治小儿疾患，被誉为小儿王。张氏治学严谨，勤求古训，熟读诸家古典医籍，尤崇尚《伤寒论》与《金匮要略》，虽晚年仍手不释卷，孜孜以求，临床带徒，积累医案。著有《张岫云医案》1册，1976年经其高徒李树勋整理，更名为《张岫云医案百例》，由辽宁中医学院刊印发行。

该书简要说明中医辨证论治的理法和处方遣药的依据，使学者一目了然，明白易懂，且所收病种较全，治验丰富，按例编号，便于查阅。张氏辨证"悉遵八纲八法"，且多师仲景，特别在儿科治疗上有独到之处，其特点一是辨证明确，常谓"物有本末，事有终始，病有标本主从，治有先后缓急"，只有辨别标本先后，掌握缓急，才能丝丝入扣，收到预期治疗效果；二是不轻易变法更方，他认为"辨证既已明确，施治见效，就不应轻易更换治疗方法"；三是选用古方，他认为"病有定名，方有定法、药有专能"，故多宗古人原方，根据病情依法加减。他说："古方都是经过前人反复临床验证总结出来的有效方药，只要我们辨证明确，用之多可取效。"四是遣药清淡少精，慎用苦辛，他对药物组成力求精简，小方小药便于小儿服用，他认为："小儿稚阴稚阳之体，脏腹柔软，气血不充，肌肤未坚，神志未备，选方遣药以清淡少精为宜，应慎用苦寒辛燥之品，以免损伤脏腑，耗伤见阴。"其颇具特色之小方小药，往往收到良好效果。

近代辽宁中药业

药政管理

历代封建王朝对药物的检验和管理，一般仅限于上层人士帝王将相的用药，对人民群众的用药则几乎没有什么管理和检验。辽（907—1125年）在内侍省设汤药局，有都提点勾当汤药。金（1115—1234年），医属礼部，有太医院设提点（正五品），尚药局，设提点（正五品）。明（1368—1644年）在宫廷内府设置御药房，"凡药辨其土宜，择其良苦。慎其条制而用之。"永乐年间（1403—1424年）随着开原、广宁、抚顺三大马市的开放，药材贸易，也随之频繁起来，专营中药材的摊床应运而生。但当时中药材只作为一般性商品出现，无特殊管理可言。万历年间（1573—1619年）沈阳城有了永和合药铺。清乾隆四年（1739年）卜氏接兑永和合药铺，改称“广生堂”。乾隆十年（1745年）至道光四年（1824年），沈阳城又有宝和堂、万育堂、天益堂等中药店开业。省内辽阳等地区也开始出现中药房，并自制成药。清光绪年间（1875—1908年）西医传入后，光绪二十年（1894年）荆九峰、魏尊三合资开设“大德生药房”经。营西药，随之省内各大城市陆续成立西药房。

至1949年新中国成立前，辽宁省区的中药材生产、经营有所发展，沈阳、营口、锦州为私营药店比较集中的地区。其中营口是有名的中药材集散地。人参、鹿茸是全国主产区之一，桓仁县是产人参的重点县，1937年产人参达1.3万多帘。辽宁省地产中药材200余种，常用药有100多种，其中植物药占多数，动物药较少。尚有部分药材未被开发利用。植物药材大多为野生，少部分为家种。野生药材多分布在东部长白山脉、西部医巫闾山脉、松岭山脉及南部千山等山脉。

新中国成立后，辽宁省区的中药材采购，统一由省供销社根据不同采集季节向县供销户布置任务，县社再布置给基层社，由基层社直接向农民布置采购、收购。1957年省人民委员会下达市县生产任务，共布置176种760余万斤任务。1954~1955年在东北行政委员会卫生局的统一领导下，组织中央药物所、省药检所、沈阳药学院的中药材专家，分成三个小组，分赴辽南、辽东、辽西山区对中药材进行了普查。摸清了中药材的品种和蕴藏量，而且发现了新资源如五倍子、蹄叶紫菀和桓仁县产的石柱子人参，辽细辛、辽五味子等地道药材也引起了重视。对于中药材的培植工作，1956年起辽宁省人民委员会、省农业厅、省林业厅、省药材公司、辽宁省卫生厅等单位联合或单独行文做了布置。

1957年为加强中药材市场的领导，促进中药材生产的发展，合理分配货源，国家卫生部经国务院批准，下发了对38种中药材市场领导管理问题的规定。经国务院批准，列为国家统一收购的38种中药材为大黄、甘草、当归、川芎、白芍、茯苓、麦冬、生地黄、黄连、黄芪、贝母、枸杞、泽泻、白术、银花、党参、附子、枣仁、山药、玄参、牛黄、麝香、鹿茸、全虫、枳壳、槟榔、千萸肉、红花、药菊、牛膝、白芷、三七、玉金、君子、云木香、延胡索、北沙参。

1957年10月16日，省卫生厅下发了省统一收购的17种中药材名单有红花、甘草、枣仁（包括果核）、玄参（包括山参）、鹿茸、五味子、细辛、李仁（包括大李仁）、贝母、党参、牛黄、全虫、北沙参、黄芪、枸杞、延胡索、白芷。省内统一收购的17种，其中除五味子、细辛、李仁（包括大李仁）3种外，其余14种包括在中央统一收购的38种中药材内。在价格管理以及收购价格掌握上，要求大体上保持全国平衡的原则，为此主要产区与次要产区必须配合统一管理，凡由产地流到销地时，统一由所在地药材公司或直接委托单位按产地收购牌价加合理费用作价收购，其他单位或个人均不得收购。

关于中药材的经营，1952年辽宁省土产公司成立药材科，1955年第一季度在药材科基础上成立药材公司筹备处，于是年6月中旬又将中药材业务全部移交给供销合作社统一经营，省供销社接管后，即成立了中药材管理处，并接收沈阳、锦州、营口3个市的药材经营机构。成立地区采购批发站，分别负责供应各区的购销业务，至年末又有彰武、岫岩、庄河、昌图、开原、阜新等市县供销社成立了中药材经理部；鞍山、丹东两市又成立了公私合营中药公司。1957年根据国务院决定，将商业部门和供销合作社系统所领导的中药材经营机构、人员、资金等移交给卫生部门统一领导与经营，成立了辽宁省及各市县药材公司，至1962年又恢复原口管理。经营中药材的私营中药商，据辽宁省卫生厅1955年调查，全省共有1 276户，其中批发商较少，大部分经营配方及销售中成药。除较大型者设有名医坐堂配方抓药外，一般中、小型者只能维持。1955年起国营、合作社商业对私营商业进行改造，使之逐步纳入社会主义计划经济轨道。全省中药流通额1984年比1957年增长7倍，其中：药材增长4倍；中成药增长7倍；人参、鹿茸分别增长6倍和20倍。在纳入统一供应范围的870种中，由于紧缺而不能保证经营需要的有100种左右。

药品标准

药品质量标准是国家对药品的质量规格和其检验方法所做的技术规定，是药品生产、供应检验、管理和使用等部门（单位）共同遵循的法定质量依据。法定药品质量标准均由国家或卫生行政部门制定和颁发。

1955年省卫生厅颁发了《辽宁省中药经验方》，该方系由省卫生厅邀请有关单位根据1954年，国家卫生部汇编的1 018个（其中下乡成药56个）中药经验方，参照省内各地配本，结合本省实际需要，选出176个中药经验方（其中下乡成药39个）。是年接受中国药学会中药整理委员会的安排。省药检所上报了细辛、赤芍、黄芪3个品种的规格。1955~1958年又整理了党参、龙胆、平贝、葶苈子、玉竹、龙胆、知母、木贼、紫菀等标准规格共11种，列入《中药鉴定参考资料》。1956年国家卫生部下达"有关中药秘方制造保密几项规定"，供各省内部掌握。是年省药检所通过实验研究，对尚无规定标准之磺胺软膏等6种药品提出检验标准及方法；另对6种已有检验方法的成药提出新的补充意见，共12份检验材料上报国家卫生部。1959年根据国家卫生部"有关药检工作的10个规定办法"的通知精神，省药检所编印了《中药成药43种主要成分鉴定参考资料（1959）》，该资料除中药经验鉴别外，增加了显微鉴别、理化鉴别，为丸、散、膏、丹等中成药的检验打下了基础。

1975年经省政府批准，辽宁省药品标准室成立，使辽宁省药品标准工作走上了规范化、科学化、正常化轨道。1975年省卫生局组织编写了《辽宁省药品标准》(1975)，收载了中西药品438种，其中西药200种，中成药238种，部分中成药收载有鉴别项目。1975年省卫生局组织编印了《辽宁省中药炮制规范》（1975)，共收载中药材11类512种，对每个中药的品名、加工炮制、质量要求、贮藏、功能主治等做了具体规定，有的还增加了附注。1980年省卫生厅组织出版了《辽宁省药品标准》(1980)，共收载了中西药品629种，系从1975年版省药品标准和1975年以来新批复的334个品种中选定的，内有西药313种（包括生化制剂)，中药316种（其中有蒙药26种，中药材23种)，比1975年版增加191种。通过1979年开始的药品标准整顿，在质量上有新的提高，增加了新仪器测试手段，如增加、修改含量测定方法的有50种；增加修改鉴别项目的有52种；绝大部分增加了注解，除原料、注射剂外大部分增加了卫生标准等。1980年省卫生厅组织编印了《中药饮片炮制规范》，共收录11类560种。1982年省卫生厅组织编印了《辽宁省医院制剂规范》(1981)，成为省内各级医疗单位配制、检验药品的依据。1985年辽宁省承担《中华人民共和国药典》(1985)“中药38种、西药47种、抗生素8种、93个品种”的起草任务。《辽宁省药品标准》(1980)出版后，到1985年辽宁省又审批新药品600种，经过实践进一步修订，以增补到下一版《辽宁省药品标准》中。另外《辽宁省中药炮制规范》(1986)，已编印完成，收载常用中药560种，增加了“注解”等内容。

近代少数民族医学在辽宁的发展

自古以来，辽宁地区的蒙古族在辽宁西部地区逐步由游牧生活、半农半牧生活，过渡到定居生活。虽因朝代更迭，居住地区有所变化，但自1949年中华人民共和国成立后，则呈现了稳定发展的新局面，据1985年统计，辽宁省有蒙古族45万人，主要居住在阜新县、阜新市直属区、喀左、彰武、朝阳、北票、凌源、建平，建昌以及法库、凤城等县。蒙古族在漫长的历史长河中，为适应当地的地理、气候和生产、生活的特点，在长期的同疾病做斗争的过程中，逐步积累和形成了朴素的医药学知识和一些民间疗法。早在8世纪，西藏著名医学家《四部医典》的编著者宇妥·元丹贡布，在回答印度医生所问名家医术之长时，其中提到蒙古族的传统疗法是“针刺放血，引病外出”。在藏医基础理论《四部医典》中。亦有“蒙古灸法”的记载并把针刺放血列为外治之首。明代中、末叶，随着西藏喇嘛教传入蒙古，藏医亦随之来到蒙古地区。藏医的经典著作《四部医典》在蒙医的发展史上起着重要的作用。至16世纪末，藏医理论已在蒙古地区比较广泛地传播开来。从此，蒙医以本民族的医疗实践经验为基础，吸收了藏医的基本理论，并结合当地民间疗法和中医知识，逐步形成了既有医学理论，又有民族特色的蒙医学。几百年来，蒙医大多由喇嘛教徒掌握、使用。明末清初有西藏僧人乃济托音到东部蒙古地区传播佛教，使蒙古人普遍信奉了喇嘛教，加之清朝统治者的鼓励和提倡，寺庙日增，喇嘛日多，蒙医亦随之发展。据阜新县1952年调查，蒙古贞地区(土默特左翼旗)即建有寺庙195座，有喇嘛14 419人，其中有186座(喇嘛13671人)在今之阜新蒙古族自治县境内；有9座(喇嘛748人)在今之阜新市区内。这些寺庙绝大多数都是清代建立起来的，大多数寺庙有喇嘛医，有12位活佛或上层喇嘛，是有名的蒙医，他们首先以师带徒形式，世代相传。但随着社会对蒙医需求的增长，需要一个发展蒙医和培养蒙医人才的集中地方，瑞应寺门巴扎仓（医僧学院）应运而生。瑞应寺始建于康熙八年（1669年），至咸丰年间（1851—1861年），已建成规模宏大的寺庙，盛时有喇嘛3 000人以上，分五大扎仓，为北方喇嘛教中心，素有“东藏”之称。康熙四十年（1701年）瑞应寺一世活佛，奏准扩建寺庙，翌年，由老蒙医益喜扎花设计，在瑞应寺正殿东二华里山丘上建药师庙3间，于乾隆五十年（1785年）扩建为门巴扎仓为五大扎仓之一。在历史上曾因蒙古医学发达而显赫一时。该扎仓于嘉庆十七年（1812年）时有蒙医学僧200余人，至1946年则只有60余人。先后共培养蒙医1 000多人，其中，获“曼冉巴”（相当于今之医学博士）和“道布切”（活佛侍医，相当于今之主任医师）称号者65人。他们学成后分布于奉天、吉林、黑龙江、内蒙古、青海、甘肃、新疆等广大地区从事医务工作。

蒙医学术，以风（赫依）、胆（希拉）、涎（巴达干）作为人体的生理功能和病理机制的理论基础。这风、胆、涎3种微细成分的物质是饮食精华、血、肉、脂肪、骨、髓、精液等七体气；大小便和汗液相互协调地运动，乃能维持着人体正常生理功能活动。风、胆、涎主宰和支配着七体气及三垢的运动变化。按风、胆、涎于人体内所在部位和功能的不同，又各分为5种，即成为15种风、胆、涎。它们性质各异而又相互依存，构成人体功能性结构系统和形态的特征。风、胆、涎，一旦出现偏盛偏衰，过犹不及，相互骚扰而变态时，就成为致病者。它可单独致病，也可相互致病，此时七体气和三垢成为“受病者”。蒙医治疗疾病就是不断地调整风、胆、涎，使之趋于相对平衡的过程。蒙医诊断疾病的方法，靠问诊、望诊和触诊。望诊以看相和验尿为主，触诊以切脉为主，切脉将脉象、五行和季节联系起来，作为诊断的内容。蒙医对疾病按寒热两大类，分为风、胆、涎、血、黄水和虫病6型，以饮食、药物和外治为治疗手段。《四部医典》第2卷第28章云：“虚证最初行止（起居）最为慎，行止无效再用饮食疗，饮食无效可投温凉药。三法不效器械（外治）治疗除病灶。”实症则以药物、外治、饮食、起居疗法为顺序而治之。蒙药学的理论，有五行及六味、八性、十七效之说。认为五行不但为药物提供生化条件，药物的味、性、效，源于五行。甘、苦、酸、辛、咸、涩为六味；寒热轻重等八性；温凉钝锐等十七效亦源于五行。蒙医辨证施治用药的理论基础是，以药物味、性、效的功能特性，针对风、胆、涎的轻锐凉钝等20种特性而为对治。药物种类虽然繁多，依旧为寒性与热性两大类，并与临床的寒性病与热性病而成对治。外治法则经过悉心观察，再由身体表面直接拔除。医治疾病之法，对症有涂敷、蒙式灸法、发汗、放血、罨浴、熏煎等处治法，其中又分柔和、粗重和猛烈外治法。蒙医流派不少。以古纳巴陀罗、乌由、巴达格尔扎布、赵宝山为代表的传统学派，亦称遵古学派。他们精通蒙医药学理论，谙熟古籍经典，诊病切脉谨慎，遵循医典用药，重循序渐进，而根治。以温布、阿日毕其格、丹增尼玛、善济米图为代表的重外治疗法派，亦称快速疗法派。他们在临床上重火灸、针刺放血、罨浴、熏蒸、涂敷等外治疗法。以邢布利德为代表的经验学派，亦称实践革新派，此派注重总结实践经验，在医典药方上做药味加减及变换药引，以求因人因病而施治。此外，还有专科学派以治儿科出众的安沙冷嘎，以制膏药医红伤扬名的降曲滚兑，以正骨而卓著的巴勒丹，以治眼科著称的齐端节等。齐段节素以祖传治眼疾而驰名，蒙医学典籍列眼病33种。他凭多年经验，列出眼科疾病60种，并说明其病因、疗法，已收入《中国医学百科全书·蒙医分卷》。在历史上曾因蒙医学的昌盛而显赫一时的东部蒙医中心瑞应寺“门巴扎仓”，他们在治病时注重药引子，称之为“引子疗术”，成为该地区蒙医学模仿和遵循的医疗习惯，其临床疗效显著。蒙医蒙药特点是以草药为主，剂量大，药劲冲，配方奇特，构成独具特色的医药学。

1949年中华人民共和国成立后，人民政府重视蒙医事业，从1950年起在阜新县各乡逐步建卫生所，1952年在1区、7区、13区建民族卫生所各1处，吸收散在行医的蒙医208人参加工作。1956年全县有少数民族（主要指蒙古族）公办区卫生所3处，少数民族乡村卫生所13处，少数民族妇女保健站1处。全县有少数民族医生240人（其中回族1人，满族2人）。1957年县医院聘请齐段节、安沙冷嘎二名蒙医到县医院工作，成立蒙医科。1962年9月在县中医院祖国医学研究所

（1960年成立）的基础上成立蒙医研究所，职工9人，“文化大革命”期间停办。1978年恢复和重建了集科研、医疗、教学、制药于一体的蒙医研究所。为培养蒙医人才，阜新县于1948~1951年在佛寺、塔子沟两处民办北阜义县蒙医学校，共培养蒙医68人；1958~1966年由县财政解决办学经费，共办3期蒙医班，培养蒙医44人；1973~1985年由阜新市卫生学校举办蒙医班，共培养7期160人（其中蒙医士100人，蒙药士20人，护士40人）。以上合计共培养272人。此外，1985年8月1日，经县卫生局同意，在王府镇舍不代村靠社会力量办起3个蒙医培训班，从社会上招收学员32名。学员受培训3年后经考核验收合格者，市、县卫生部门发给行医证及营业执照，不包分配。为发展蒙药生产，1970年阜新县成立蒙药厂，产品全部按照《中华人民共和国药典》《辽宁省药品卫生标准》及移植《内蒙古药品卫生标准》生产，共生产3个剂型、46个品种，其中有12个品种纳入国家药典。为加强管理，阜新县卫生局设蒙医股，截至1985年全县36个乡镇有8个县属区级卫生院和28个乡级卫生院设有蒙医科。全县全民和集体卫生事业单位中，共有蒙医药人员209人，其中：主任医师1人、副主任医师5人，主治医师40人，医师64人，药师23人，医士56人，药士20人。

新中国成立后的辽宁中医

中医卫生政策

1949年中华人民共和国成立前，辽宁地区的中医基本分散在城乡各地，其行医方式主要有：开药铺行医、坐堂行医、住家行医、走方医（或称铃医）、半农半医等。新中国成立后，辽宁地区坐堂行医或个体开业逐步减少，陆续建立集体联合医院、门诊部所，随着国民经济发展，相继建立起全民所有制的中医院或门诊部。进入20世纪60年代在较大的综合医院设中医科并有中医病房。“文化大革命”时期，个体行医视为资本主义被禁绝。至20世纪80年代中医坐堂行医或个体开业逐年增加。

1955年1月，辽宁省卫生厅召开了省中医代表会议。这次会议按照中共中央1954年批转文委党组“关于改进中医工作问题的报告”和中共辽宁省委的指示，辽宁省卫生厅检查批判了轻视歧视中医的思想和工作错误，并提出了具体的整改措施。事实证明这次会议对扭转辽宁中医界悲观情绪和工作消沉情况起了很大作用，成为辽宁中医事业发展的一个新起点。

1956年9月，国家卫生部通令废除1951年以来公布的《中医师暂行条例》《中医师暂行条例实施细则》《医师、中医师、牙医师、药师考试暂行办法》等文件。此后，辽宁省卫生厅根据国家卫生部《中医管理暂行办法（草案）》，在沈阳市北市区开展了中医评定的试点工作，制定了《中医技术能力评定实施办法（草案）》，提出了评定原则标准和评定范围，以及组织领导、工作方法步骤等。

1957年辽宁省卫生厅制定了《辽宁省联合医疗机构暂行组织办法（草案）》进一步指出：组织联合医疗机构的目的是将医务人员由个体开业逐渐转化为集体合作事业；其性质是由独立脑力劳动的医务人员自愿组织起来的社会主义合作性质的卫生福利事业，是当前城乡基层卫生组织中的一种重要组织形式。

1958年3月至6月，先后召开省市（县）两级拜师认徒现场会，以推动各市县的中医学术经验的继承抢救工作。

1960年2月，中共辽宁省委批转省卫生厅党组的报告中指出：全省各人民公社的卫生机构已普遍建立，公社举办的集体卫生福利事业，不应强调“自负盈亏”“自给自足”，应采取社员负担、公社补助和医疗收费三结合的办法。

1962年8月，贯彻国民经济“调整、巩固、充实、提高”的8字方针，经过调整到1965年全省只有全民所有制中医医院11所，医生联办的中医院已不存在。

1963年辽宁省卫生厅于5月和10月先后发出《关于继续深入贯彻党的中医政策，加强中医工作意见》和《关于加强中医带徒弟工作的通知》，要求西医学习中医和中医带徒“求精不求多”。

1966年1月，为进一步贯彻中共中央《关于把医疗卫生工作的重点放到农村去》的指示精神，辽宁省卫生厅在省委召开的市地县文教书记会议上，就如何加强农村卫生工作提出了《关于加强农村巡回医疗几点意见（草案）》《关于整顿人民公社、生产大队基层卫生组织意见（草案）》《关于举办半农半医卫生班意见（草案）》。

在“文化大革命”十年动乱中，辽宁的中医事业遭受到空前浩劫。一些珍贵医药文献、资料被毁。全省培养中医人才的基地遭受严重破坏，中医人员大量减少，由1965年的11 154人降到1971年的4 652人，减少了58.2%，降至中华人民共和国成立以来的最低点，造成师资队伍严重不足，教学质量显著下降。中医科研停顿，大量珍贵的图书、医案、古籍被毁。

1976年粉碎“江青反革命集团”后，辽宁的中医事业经过恢复整顿，进入了迅速发展的新阶段。辽宁各级卫生部门深入贯彻中共中央1978年56号文件，狠抓中医政策落实。为解决后继乏人问题，除在中医学院招生外，1978、1979两年辽宁采取集中授课学理论，分散跟师学经验的方式，在全省培养800名中医中药人员。整顿建设中医院，坚持中医办院方向。1982年以来，许多市县中医院在内、外、妇、儿等科的基础上，继续增设突出中医特色的针灸、按摩、推拿、气功、皮肤疮疡、骨伤、肛肠、耳鼻喉等专科、专病科室。制定了统一的具有中医特色的病历书写格式，在临床上体现了中医辨证施治的原则，中医中药使用率占80%以上。

中医带徒

1955年1月全省中医代表会议确定中医可以带徒。根据国家卫生部培养中医新生力量的要求，省卫生厅计划到1962年培养中医4 000人，其中国家办学培养1 000人，中医带徒3 000人。1956年全省已有2 268名中医徒弟随师学习。1957年省卫生行政工作会议，对中医带徒，提出整顿、巩固，提高质量的要求，对师徒条件进行审查。1959年普查，全省中医药徒弟有4 577名，其中中医学徒人员4 002名，中药学徒人员575名。带徒的单位以公立和社办医疗机构为最多，联合医疗机构和个体开业者较少。

中医带徒授业方式大多是集体讲课，分师传授或多师指导各授专长，即大集中小分散；随侍学习，单独继承占少数。1962年辽宁省卫生厅对文化水平低、学习成绩差、没培养前途、从师时间短的学徒人员提出了可以减掉的意见。据不完全统计，“文化大革命”前17年，辽宁培养出中医药新生力量3 589名，其中，由学校培养出985人，占27.4%，师带徒培养出2 604人。占72.6%。1966~1976年

“文化大革命”时期，中医药带徒处于无人过问的停滞状态。1977年辽宁省针对中医中药后继乏人的严重情况，省卫生局和省劳动局联合下达指标，在全省范围内招收中医学徒500名。为加强学习领导，省成立了中医学员管理委员会，规定了全省统一的教学计划、教学大纲、教学进度和课间考试，毕业审核等。在集中授课阶段，全省组织3次统一考试。1978年、1979年辽宁中医学院和辽宁省卫生局按上述条件举办了中医学习班，招收中医子弟和干部、职工的子女合计为120人，经学习3~5年结业后，取得了中医师或中医士的技术职称。1979年，辽宁省卫生局，劳动局向各市地联合下达了招收300名中药学徒人员的指标，培养中药人员。截至1985年，通过中医带徒形式共培养中医药人员4 300人。

中医学术继承

1958年，国家卫生部下达“关于继承老年中医学术经验”的紧急通知，是年3月、6月，省中医院和沈阳市分别召开了拜师认徒现场会，吸收全省30个市县的代表参加会议，沈阳市为王茨良、那熙亮、孙华山、陈会心、李庸德、郝礼泉、郝尊、刘希哲、钱润庭、冯洽民等10位名老中医配备了20名徒弟。旅大市对26名学术水平较高的老年中医的学术经验组织抢救。法库、昌图、新民、沈阳、开原等县也都组织中西医拜老年中医为师，抢救学术经验。与此同时，在全国开展“采集百万锦方”“采风访贤”的活动中，辽宁采集秘、验、单方240多万个，辽宁省卫生厅整理筛选出52 371个，编成《中医验方》一书，在全省推广。庄河县采取“一本单方，多人审阅，按病分类，系统整理，患家访视，证实效果，临床应用，慎重推广”的办法，整理出2万余方，选出1 200个汇编成册，重点推广50个有效验方。

1962年1月，省卫生厅召开中西医结合经验交流会，会议期间举行拜师认徒大会。辽宁中医学院和沈阳、旅大、抚顺、营口等市著名的老年中医与有一定学术水平的青壮年中西医师各9人，进行拜师认徒。截至年底，全省有230名青壮年中西医药人员分别拜认了189名老中医药人员为师。被继承的有：中医178人，中药8人，蒙医3人。其继承形式有5种：

（1）随侍继承，约占30%。这种类型一般是老师体弱多病，学术经验丰富，需要抓紧继承。有的给老师当助手，有的在老师指导下独立地进行医疗工作，因与老师接触密切，收效较好。辽宁中医学院附属医院杜国选拜老年中医孙树功为师，经随侍临床，掌握老师治疗中风、闭经、先期流产等经验。营口市选择已脱产2年学习中医的西医科主任吴世贤，抢救中医李欣然的学术经验，采取在老师旁独立诊病，经老师审改病志处方，复查患者，亲自讲解，收效较好。抚顺市中药人员周长海、代季升脱产随冯少由老中药师学习其专长，掌握了老师加工、炮制人参一整套经验。旅大市对年过八旬擅长妇科的老中医李思源，配备王作新作徒弟，从记病志抄处方做起，摸索到老师临床治疗的专长。沈阳市为继承正骨中医孙华山的祖传经验，除带多名青年徒弟外，还配备较高级的西医师随侍学习，使他的正骨手法，认药、用药、恢复功能等正骨技术得到全面继承。旅大市对在群众中有威望的民间医生许纯举老大夫，能运用几百个祖传秘方、验方治病的经验，积极组织人员抢救。他被大连医学院聘请到附属医院，设中医验方治疗室，配备3名护士和1名西医师，随侍抢救他的经验，和他一起采药、制药，进行临床治疗，并周到地照顾其生活，3年整理出秘方、验方250个，较系统地掌握了他的独特治疗经验。

（2）在职拜师请教，约占60%。一般是老师身体状况较好，徒弟离职继承有困难的，采取这种形式。有的徒弟和老师同室治疗，随时向老师请教，有的徒弟不和老师在一起工作，定期或不定期地学习老师的专长。沈阳市第一医院妇产科副主任王靖环医师拜著名中医李嫱德为师，除随老师查房学习外，并抽出时间将老师讲述的经验原原本本记录下来，写出“妇科语录”。辽宁中医学院附属医院西医罗秀芳拜临床经验极为丰富的儿科中医张岫云为师，和老师对桌看病，随时请教，学到中医治疗小儿病的许多经验。

（3）办短期训练班。对中医掌握某些特殊专长，有普遍推广价值的，采取这种办法加以继承。兴城工人温泉疗养院孙凤瑞掌握的“易筋经拍打法”和“五禽戏”，对高血压、瘫痪、慢性静脉管炎有较好疗效，省卫生厅举办两期训练班，组织70余人学其技术专长，经过1个月传授，基本掌握了技术要点。

（4）组织名医整理手稿。对有学术经验又有整理能力的中医，除配备青壮年中西医继承其学术经验外，还鼓励个人整理手稿。辽宁中医学院副院长王心一，将多年的临床经验整理出了《闻声辨证》《舌诊》《经闭之研究》《妇科捷径》等著作。庄河县梁静山中医写出《静山医话》临床经验30余则。抚顺市中医院中医迟永清，通过边临床边编写的方法，师徒整理出《迟氏整骨》一书。

（5）搜集整理已故著名中医的学术资料。营口市已故多年著名中医高愈明，在辽宁中医界享有较高声望。省组成高愈明学术经验整理委员会，吸收其门徒20余名老年中医参加，对高愈明11份遗著进行学习并整理付印。沈阳市对已故中医郝尊大夫的妇科治疗经验组成整理小组，写出《郝尊大夫临床经验介绍》一书。

1963年5月，辽宁省卫生厅发出“关于继续深入贯彻党的中医政策加强工作意见的通知”，进一步指出：对有真才实学的老中医包括老中药师，要以抢救的态度，积极继承其学术经验，要求在8月底以前，尽速全部配备上青壮年中医药人员为徒弟，给予他们足够时间带好得意门生，对过去带徒计划不落实或师徒相处有困难的以及师徒不在一起的，要进一步调整落实。对名老中医建立技术档案，对失去工作能力的老年中医中药人员，要给予适当生活照顾。

1979年11月24日，辽宁省卫生局在发布的《中医继承工作暂行办法》上又对继承条件做了明确规定，还要求继承小组成员要和老年中医中药人员搞好师徒关系，继承他们学术专长的同时要学习研究经典著作和现代医学科学知识。辽宁中医学院在原有带徒的基础上，为37名名老中医中药人员配了主治医师一级的本科中青年医师和西医医师45名，作为中医学术的继承人，在双方自愿原则下，签订了传授与继承任务书。

1981年，辽宁中医学院附属医院开始将老中医田嘉禾治疗冠心病、李玉奇治疗慢性胃炎、梁国卿治疗高血压等临床经验，编制程序，输入电脑应用于临床。此外，沈阳市中医研究所也将刘绍勋治疗高血压、崩漏病的经验输入了电脑。这就为继承老中医学术经验开辟了新途径。

主要参考文献

[1] 段逸山. 中国近代中医药期刊汇编·奉天卷［M］. 上海：上海辞书出版社. 2011.

[2] 廷瑞，孙绍宗，张辅相. 海城县志［M］. 卷五. 海城大同书局铅印本. 民国十三年（1924）.

[3] 陈荫翘，常守陈，宋作宾，等. 海城县志.［M］. 卷三.（伪）康德四年（1937）铅印本.

[4] 李毅，王毓琪. 开原县志.［M］. 卷四. 开原驿文英印刷局铅印本. 民国十八年（1929）.

[5] 章启槐，赵家干，王毓琪，等. 开原县志［M］. 卷四. 奉天文和兴印书馆铅印本. 民国七年（1918）.

[6] 裴焕星，白永贞. 辽阳县志［M］. 卷十四. 奉天第二工科职业学校铅印本. 民国十七年（1928）.

[7] 翟文选，臧式毅. 奉天通志［M］. 卷一百五十八. 民国二十三年（1934）铅印本.

[8] 赵兴德，王鹤龄，赵日生，等. 义县志［M］. 中卷（十二）. 民国二十年（1931）铅印本.

[9] 崔正峰，郭春藻，等. 盖平县乡土志［M］. 卷下. 盖平教养工厂石印. 民国九年（1920）石印本.

[10] 石秀峰，辛广瑞，王郁云，等. 盖平县志［M］. 卷九. 民国十九年（1930）铅印本.

[11] 刘焕文，张鉴唐，郭逵，等. 锦西县志［M］. 卷三. 辽宁作新印刷局铅印本. 民国十八年（1929）.

[12] 王文璞. 北镇县志［M］. 卷三. 民国二十二年（1933）石印本.

[13] 辽宁省图书馆，吉林省图书馆，黑龙江省图书馆. 东北地区古籍线装书联合

目录［M］. 第二册. 沈阳：辽海出版社，2003.

［14］严世芸. 中国医籍通考［M］. 第一卷. 上海：上海中医学院出版社，1990.

［15］郭蔼春. 中国分省医籍考. 下册［M］. 天津：天津科学技术出版社，1987.

［16］刘时觉. 中国医籍续考［M］. 北京：人民卫生出版社，2011.

［17］辽宁省卫生志编纂委员会. 辽宁省卫生志［M］. 沈阳：辽宁古籍出版社，1997.

［18］李云. 中医人名辞典［M］. 北京：国际文化出版公司，1988.

［19］薛清录. 中国中医古籍总目［M］. 上海：上海辞书出版社，2007.

［20］曹炳章. 中国医学大成［M］. 第四十七册. 神农本草经. 上海：上海科学技术出版社，1990.

［21］余瀛鳌，傅景华. 中医古籍珍本提要［M］. 北京：中医古籍出版社，1992.

［22］臧励龢. 中国古今地名大辞典［M］. 香港：商务印书馆，1931.

［23］张廷玉. 明史［M］. 第二十五册. 北京：中华书局，1974.

［24］彭静山. 东北中医之衰兴［C］. 文史资料. 辽宁省人民政府参事室，辽宁省文史研究馆编印，1983：174.

［25］彭静山. 我的老师和我的学医道路［C］. 名老中医之路（第一辑）. 周凤梧，张奇文，丛林主编. 济南：山东科学技术出版社，1983：260.